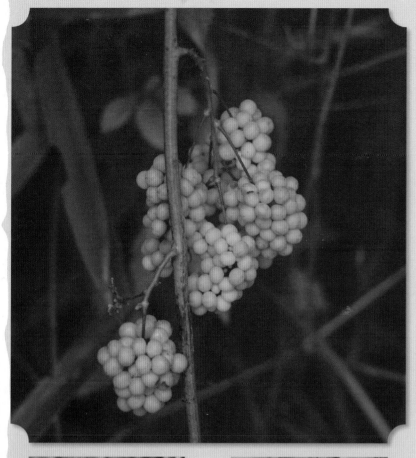

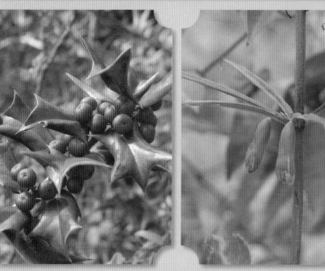

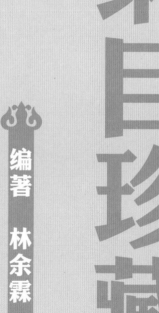

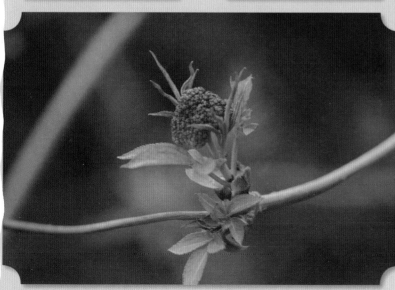

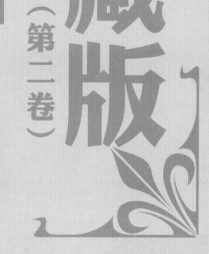

# 本草纲目珍藏版

（第二卷）

编著 林余霖

中医古籍出版社

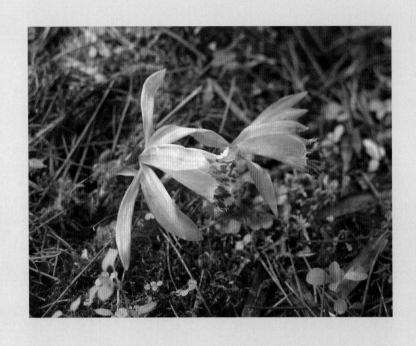

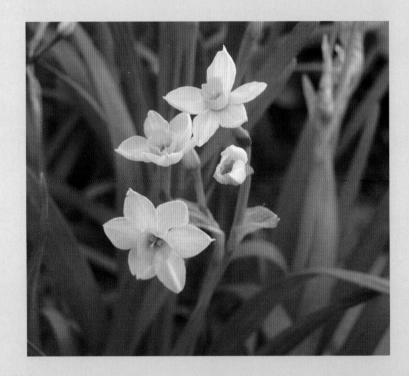

# ⑨ 朝鲜白头翁（白头翁）

【基　源】　白头翁为毛茛科植物朝鲜白头翁的干燥根。

【原植物】　多年生草本。基生叶 4～6，卵形，基部浅心形，3 全裂，一回裂片五角状宽卵形，再 3 全裂，具缘毛；茎、叶柄及总苞被极密的长柔毛。花梗长 2.5～6 厘米，被绵毛；萼片 6，红紫色或暗紫红色。瘦果倒卵状长圆形，被短柔毛，宿存花柱长 4 厘米，被开展长柔毛。花期 4～5 月，果期 5～6 月。

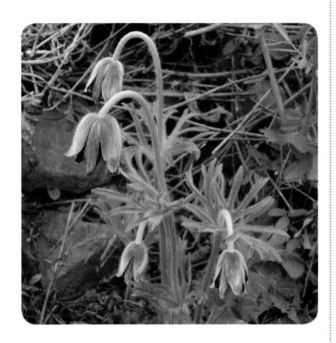

【生境分布】　生于向阳山坡或田野间。分布于吉林、辽宁、内蒙古。

【采收加工】　春季或秋季采挖，除去叶及残余花茎和须根，保留根头白绒毛，除净泥土，晒干。

【性状鉴别】　本品与白头翁类似，长 8～10 厘米，上部直径 0.5～0.7 厘米，下部有少数支根。表面黄褐色，根头部有白毛。气微，味微苦涩。

【性味功能】　味苦，性寒。有清热解毒，凉血止痢的功能。

【炮　制】　除去杂质，洗净，润透，切薄片，干燥。

【主治用法】　用于细菌性痢疾，阿米巴痢疾，鼻血，痔疮。用量 9～15 克。

【现代研究】

1. 化学成分　本品含威灵仙表二糖皂甙，威灵仙二糖皂甙，皂甙 II 及皂甙 III。

2. 药理作用　本品主要有抗菌作用，另外，尚具有镇静、镇痛及抗惊厥的作用。

【应　用】
同白头翁。

# ⑨ 白头翁

【基　源】　本品为毛茛科植物白头翁的根。

【原植物】　别名：毛姑朵花、老公花、老冠花。多年生草本，密被白色长柔毛。基生叶 4～5；叶柄基部成鞘状；叶 3 全裂，顶生裂片有短柄，侧生小叶无柄，两面生伏毛。花茎 1～2，密生长柔毛；花单朵顶生，钟形；萼片花瓣状，蓝紫色。瘦果多数，密集成球状，有宿存羽毛状花柱。

【生境分布】　生于山坡或田野。分布于东北、华北及陕西、甘肃、青海、河南、山东、安徽、江苏、浙江、湖北等省。

【采收加工】　春季或秋季采挖，除去叶及残余花茎和须根，保留根头白绒毛，除净泥土，晒干。

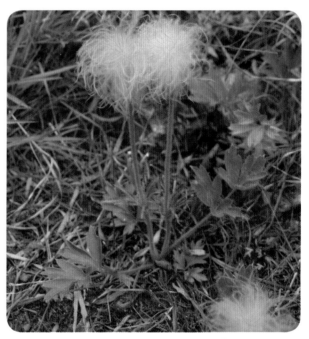

【性状鉴别】　本品呈类圆柱形或圆锥形，稍扭曲。表面黄棕色或棕褐色，具不规则纵皱纹或纵沟，皮部易脱落，露出黄色的木部，近根头处常有朽状凹洞。根头部稍膨大，有白色绒毛，有的可见鞘状叶柄残基。质硬而脆，断面皮部黄白色或淡黄棕色，木部淡黄色。气微，味微苦涩。

【性味功能】　味苦，性寒。有清热解毒，凉血止痢的功能。

【炮　制】　除去杂质，洗净，润透，切薄片，干燥。

【主治用法】　用于细菌性痢疾，阿米巴痢疾，鼻血，痔疮。用量9～15克。

【现代研究】

1. 化学成分　本品根含白头翁皂苷，水解产生三萜皂苷、葡萄糖、鼠李糖等，还含白桦脂酸、胡萝卜苷、白头翁素、原白头翁素等。

2. 药理作用　白头翁鲜汁、煎剂、乙醇提取物等均有明显的抗菌作用，对阴道滴虫也有明显的杀灭作用。另外，尚具有镇静、镇痛及抗惊厥的作用。

【应　用】

1. 产后血虚下痢：白头翁、甘草、阿胶各9克。水煎服。

2. 原虫性痢疾：白头翁15克。水煎服。

3. 急性阿米巴痢疾：白头翁、秦皮各9克，黄柏12克。水煎服。

4. 疖痈：白头翁100克，水煎服。

5. 痔疮出血：白头翁，捣烂敷患处。

#  白及

【基　源】　本品为兰科植物白及的干燥块茎。

【原植物】　别名：白及子、白鸡儿、连芨草。多年生草本。假鳞茎扁球形或不规则菱形，肉质黄白色，上有环纹，具多数须根。叶3～5，狭长圆形或披针形，先端渐尖，基部收狭成鞘并抱茎，全缘。总状花序顶生，具3～10朵花；花大，紫红色或粉红色；唇瓣倒卵形，白色或有紫色脉纹，先端急尖。蒴果纺锤状有6纵肋。花期4～5月。果期7～9月。

【生境分布】　生于山谷较潮湿处。分布于河北、陕西、甘肃、山西、河南、山东及长江以南各省区。

【采收加工】　秋季挖取块茎，烫3～5分钟，除去外皮，晒至全干。

【性状鉴别】　干燥块茎略呈掌状扁平，有2～3个分歧，表面黄白色，有细皱纹，上面有凸起的茎痕，下面变有连接加一块茎的痕迹，以茎痕为中心，周围有棕褐色同心环纹，其上有细根残痕。质坚硬，不易折断。横切面呈半透明角质状，并有分散的维管束点。气无，味淡而微苦，并有粘液性。

【性味功能】　味苦、涩，性微寒。有收敛止血，补益肺胃，消肿生肌的功能。

【炮　制】

白及：将原药拣净杂质，用水浸泡2～3日，捞起，晾至湿度适宜，切0.3厘米厚横片或顺片，晒干，又称"白芨片"。

白及粉：取净白芨片，晒干，研细粉，过筛。

【主治用法】　用于肺结核，肺虚久咳，咯血，吐血，鼻衄，便血，外伤出血，痈肿溃疡，烫伤，皮肤燥裂。用量6～15克。

【现代研究】

1. 化学成分　白及含联苄基、联菲类、蒽类等化合物，还含酸类、醛类等成分。新鲜块茎另含白及甘露聚糖。

2. 药理作用　白及有明显的止血作用，起效快，疗效可靠；白及对实验性胃、十二指肠穿孔具有治疗作用；白及在体外实验中具有抗菌作用；白及具有代血浆作用；白及具有预防肠粘连作用；白及块茎含有粘液质多糖，具有抗癌作用。

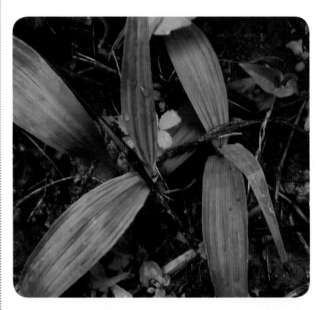

【应　用】

1. 肺结核出血：白及30克，枇杷叶、藕节、阿胶珠各15克，研末，以生地浓煎取汁泛丸，每次3克含化。

2. 胃溃疡出血：白及黄芪各12克，白芍、陈棕炭、当归炭、党参各9克，水煎服。

3. 外伤出血，烧烫伤，疮疡痈肿：白及、五倍子研末撒敷患处。

# ⑤ 小白及

【基 源】 白及为兰科植物小白及的假鳞茎。

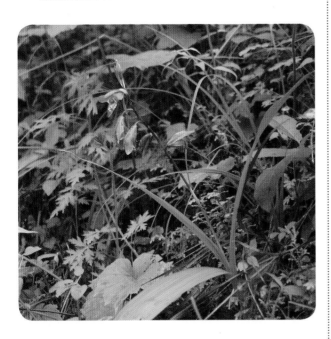

【原 植 物】 别名：乱角莲、方眼莲。多年生草本。假鳞茎扁卵球形，较小，上面具荸荠似的环带，富黏性。茎基部具2～3枚筒状鞘，中部具3～5枚叶。叶线状披针形，先端长渐尖，基部收狭成鞘并抱茎。总状花序；花序轴呈"之"字状曲折或否。花较小，淡紫色或粉红色，罕白色；萼片与花瓣狭长圆形，近等大；唇瓣椭圆形，中部以上3裂；唇盘上具5条纵脊状褶片。蒴果纺锤形，褐色，明显具6条棱脊。花期6～7月，果期10月。

【生 境 分 布】 生于海拔900～3100米的杂木林、栎林、松林下、灌丛中、路边草丛、草坡或岩石缝中。分布于西藏（察隅）、云南、贵州、四川、台湾、江西、甘肃、陕西。日本（琉球）也有。

【采 收 加 工】 初冬采挖，去除茎叶及须根，洗净，放入开水中煮至透心，除去外皮，晒干或烘干。

【性 味 功 能】 味苦、甘，性凉。有补肺止血，消肿生肌的功能。

【炮 制】

白及：将原药拣净杂质，用水浸泡2～3日，捞起，

晾至湿度适宜，切0.3厘米厚横片或顺片，晒干，又称"白芨片"。

白及粉：取净白芨片，晒干，研细粉，过筛。成品显灰白色。

【主 治 用 法】 用于肺结核咯血，支气管扩张咯血，胃溃疡吐血，尿血，便血。

【现 代 研 究】

1. 化学成分 本品含白及胶。另含挥发油及联苄类化合物。

2. 药理作用 本品有止血作用、抗肿瘤作用、抗菌作用；对胃粘膜的保护作用，对实验性胃、十二指肠穿孔有治疗作用。

【应 用】

同白及。

# ⑤ 黄花白及

【基 源】 兰科植物黄花白及的干燥假鳞茎作白及入药。

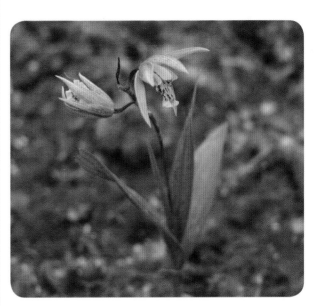

【原 植 物】 别名：小白及、大白及、棕叶白及、白圆参。植株高25～100厘米。假鳞茎扁斜卵形，具荸荠样环带，富黏性。叶4，长圆状披针形，先端渐尖或急尖，基部收狭成鞘并抱茎。花序具3～10朵花，不分枝；花序轴呈"之"字曲折；花苞片长圆状披针形，开花时凋落；花瓣和萼片黄色或其背面黄绿色，内面黄白色；萼片与花瓣长圆形，背面具细紫点；唇瓣椭圆形，白色或淡黄

113

色。蒴果纺锤形，亮褐色，棱脊6条，先端具长喙。花期6～7月，果期9～10月。

【生境分布】 生于海拔400～2350米的石灰岩山林下、松林、灌丛下、草坡、路边草丛中或沟边。分布于云南、四川。

【采收加工】 秋季挖取块茎，除去残茎和须根，洗净泥土，立即分拣大小，然后投入沸水中烫（或蒸）3～5分钟，至内无白心时，晒至半干，除去外皮，再晒至全干。

【性味功能】 味苦、涩，性微寒。有收敛止血，消肿生肌的功能。

【炮　制】 白及：将原药拣净杂质，用水浸泡2～3日，捞起，晾至湿度适宜，切0.3厘米厚横片或顺片，晒干，又称"白芨片"。

白及粉：取净白芨片，晒干，研细粉，过筛。成品显灰白色。

【主治用法】 用于肺结核出血、支气管扩张咯血、胃溃疡吐血、尿血、便血，外用于外伤出血、烧烫伤。用量6～15克，研粉吞服3～6克；外用适量。反乌头。

【现代研究】

1. 化学成分　同小白及。

2. 药理作用　同小白及。

【应　用】

同白及。

# 三七

【基　源】 本品为五加科植物三七的根。

【原植物】 别名：参三七、田七。多年生草本。根茎短；主根粗壮肉质，倒圆锥形或圆柱形，有分枝和多数支根。茎直立，单生，掌状复叶3～4轮生茎顶；叶柄基部有多数披针形或卵圆形托叶状附属物；小叶5～7，膜质，长椭圆状倒卵形或长圆状披针形，基部1对较小，先端长渐尖，基部近圆形，叶缘有密锯齿，齿端有小刚毛，沿脉疏生刚毛。伞形花序单个顶生，浆果状核果，近肾形，红色。花期6～8月。果期8～10月。

【生境分布】 生于山坡丛林下。分布于江西、广西、四川、云南等省区。多栽培。

【采收加工】 秋季采收3年以上的植株，剪下芦头、侧根及须根，分别晒干。主根晒至半干时，边晒边用手搓，至全干。

【性状鉴别】 本品呈类圆锥形、纺锤形或不规则块状，长1～6厘米，直径1～4厘米。表面灰黄至棕黑色，具蜡样光泽，顶部有根茎痕，周围有瘤状突起，侧面有断续的纵皱及支根断痕。体重，质坚实，击碎后皮部与木部常分离；横断面灰绿、黄绿或灰白色，皮部有细小棕色脂道斑点，中心微显放射状纹理。气微，味苦，微凉而后回甜。

【性味功能】 味甘、微苦、性温。有止血散瘀，消肿定痛的功能。

【炮　制】 拣尽杂质，捣碎，研末或润切片晒干。

【主治用法】 用于吐血，咯血，衄血，血痢，产后血晕，跌扑肿痛，外伤出血，痈肿。内服用量3～9克；外用粉末适量。

【现代研究】

1. 化学成分　本品含有多种达玛烷型四环三萜皂苷：人参皂苷 Rb1、Rb、－Re、－Rg1、－Rh1，20－O－葡萄糖人参皂苷Rf，三七皂苷－R1、－R2、－R3；多炔成分：人参炔三醇；绞股兰苷，田七氨酸，并含谷氨酸，精氨酸，赖氨酸，亮氨酸等氨基酸，挥发油中含有：α－和γ－依兰油烯，香附子烯，α－、β－和γ－榄香烯，γ－和ξ－毕澄茄烯，α－古芸烯等成分。

2. 药理作用　本品具有缩短血液凝固时间，即有止血作用，也有增加冠状动脉血流量，减慢心率，减少心肌氧消耗的作用，并抗心律失常作用，抗炎镇痛作用、降血糖作用和镇静作用，尚可增强免疫功能。

【应　用】

1. 吐血、衄血、咯血：三七3克。口嚼，米汤送下。

2. 产后出血多，崩漏：三七3克。研末，米汤冲服。

3. 跌扑肿痛，外伤出血，刀伤：三七、乳香、血竭、没药、降香末各等份，搽敷患处。

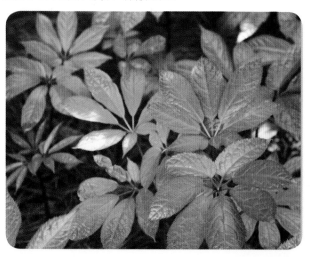

# 9 黄连

**【基　源】** 本品为毛茛科植物黄连的干燥根茎。

**【原植物】** 多年生草本。根茎细长，黄色。叶基生，硬纸质，3全裂；中裂片具长柄，卵状菱形，羽状深裂，边缘具尖锯齿。二歧或多歧聚伞花序，花3～8；萼片5，黄绿色。花瓣线形或披针形；雄蕊多数；心皮离生，具短梗。果具细长梗。花期2～4月，果期5～6月。

**【生境分布】** 野生与栽培，生于山地凉湿处。分布于湖北、湖南、陕西、江苏、安徽、浙江、广西、福建、广州、四川、云南、贵州等省区。

**【采收加工】** 秋季采挖，除去须根及泥沙，干燥，撞去残留须根。

**【性状鉴别】** 本品多集聚成簇，常弯曲，形如鸡爪，单枝根茎长3～6厘米，直径 0.3～0.8厘米，表面灰黄色或黄褐色，粗糙，有不规则结节状隆起、须根及须根残基，有的节间表面平滑如茎杆，习称"过桥"。上部多残留褐色鳞叶，顶端常留有残余的茎或叶柄。质硬，断面不整齐，皮部橙红色或暗棕色，木部鲜黄色或橙黄色，呈放射状排列，髓部有的中空，气微，味极苦。

**【性味功能】** 味极苦，性寒。有清热燥湿，泻火解毒，杀虫的功能。

**【炮　制】**

黄连　除去杂质，润透后切薄片，晾干，或用时捣碎。

酒黄连　取净黄连，照酒炙法炒干，每100千克黄连，用黄酒12.5千克。

姜黄连　取净黄连，照姜汁炙法炒干，每100千克黄连，用生姜12.5千克。

萸黄连　取吴茱萸加适量水煎煮，煎液与净黄连拌匀，待液吸尽，炒干，每100千克黄连，用吴茱萸10千克。

**【主治用法】** 用于湿热痞满，呕吐，泻痢，黄疸，高热神昏，心火亢盛，心烦不寐，牙痛，痈肿疔疮。用量1.5～4.5克。

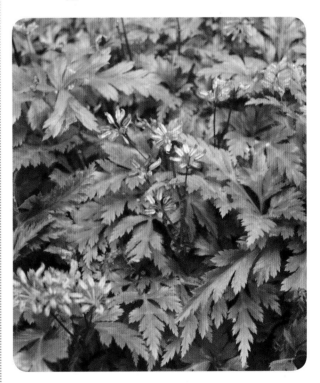

**【现代研究】**

1. 化学成分　本品含多种异喹啉类生物碱，以小檗碱含量最高，尚含黄连碱、甲基黄连碱、巴马亭、药根碱、表小檗碱及木兰花碱等；酸性成分有阿魏酸，氯原酸等成分。

2. 药理作用　本品具有抗微生物及抗原虫作用、抗菌、抗病毒、抗癌、抗放射及增强细胞代谢的作用，且可使血压下降并有利胆作用，增加胆汁形成，亦可引起血管平滑肌起松弛。

【应 用】

1. 细菌性痢疾：黄连、木香、葛根、黄芩各6克。水煎服。

2. 急性胃炎：黄连、吴茱萸，研细末，制丸服。

3. 口舌生疮，皮肤疮疖：黄连、银花、蒲公英。水煎服。

4. 热病吐血、衄血，发斑，疮疡疔毒：黄连6克，黄芩、黄柏、栀子各9克。水煎服。

# § 三角叶黄连

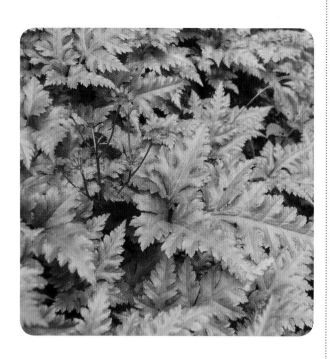

【基　源】　黄连为毛茛科植物三角叶黄连的根茎。

【原植物】　别名：雅连、峨眉连。根状茎略呈圆柱形，黄色，不分枝或少分枝，葡匐茎横走，大多具有明显节间（过桥杆）。叶片卵形，三全裂，中央裂片三角状卵形，羽状深裂，深裂片多少彼此密接。雄蕊长仅为花瓣的1/2左右。

【生境分布】　生于山地凉湿有荫处。栽培于四川西部等地。

【采收加工】　秋末冬初，采挖栽培5年的根茎，烘干，温度应慢慢增高，再撞去残留须根及灰渣。

【性状鉴别】　本品多集聚成簇，微弯曲，多为单枝，略呈圆柱形，长4～8厘米，直径0.5～1厘米，表

面灰黄色或黄褐色，粗糙，有不规则结节状隆起、须根及须根残基，有的节间表面平滑如茎杆，习称"过桥"，"过桥"较长，顶端有少许残茎，气微，味极苦。

【性味功能】　味极苦，性寒。有泻火解毒，清热燥湿，杀虫的功能。

【炮　制】　除去杂质，润透后切薄片，晾干，或用时捣碎。

【主治用法】　用于烦热神昏，心烦失眠，湿热痞满，呕吐，泻痢，腹痛泻痢，黄疸，目赤肿毒，心火亢盛，口舌生疮，吐血，衄血，湿疹，急性结膜炎，烫伤等。用量3～9克。

【现代研究】

1. 化学成分　本品含小檗碱、黄连碱、甲基黄连碱、掌叶防己碱等生物碱，

2. 药理作用　本品具有抗菌、抗真菌、抗病毒及抗炎作用，抗腹泻、降解热、降血糖、降血脂和抗氧化作用，并可使血压下降。

【应　用】

1. 肝胃不和，胸胁痛，呕吐酸水：黄连、吴茱萸各1克。水煎服。

2. 慢性胆囊炎、化学中毒性肝炎：黄连9克，水煎服。

3. 口舌疮、口腔溃疡：黄连1克，水煎，含漱，药液涂伤口处。

# § 云南黄连

【基　源】　本品黄连为毛茛科植物云南黄连的根茎。

【原植物】　别名：云连。根状茎黄色，较少分枝，节间短。叶卵状三角形，三全裂，中央裂片卵状菱形，先端长渐尖至渐尖，羽状深裂，深裂片彼此疏离。花瓣匙形至卵状匙形，先端钝。

【生境分布】　生于高山凉湿的林荫下。分布于云南西北部，西藏南部。

【采收加工】　秋末冬初，采挖栽培5年生的根茎，烘干，温度应慢慢增高，再撞去残留须根及灰渣。

【性状鉴别】　本品多集聚成簇，常弯曲呈钩状，多为单枝，较细小，表面灰黄色或黄褐色，粗糙，有不规则结节状隆起、须根及须根残基，有的节间表面平滑如茎杆，习称"过桥"。

116

【性味功能】 味极苦，性寒。有泻火解毒，清热燥湿，杀虫的功能。

【炮 制】 除去杂质，润透后切薄片，晾干，或用时捣碎。

【主治用法】 用于烦热神昏，心烦失眠，湿热痞满，呕吐，泻痢，腹痛泻痢，黄疸，目赤肿毒，心火亢盛，口舌生疮，吐血，衄血，湿疹，急性结膜炎，烫伤等。用量3～9克。

【现代研究】

1. 化学成分 本品主要含小檗碱，又称黄连素，尚含黄连碱、甲基黄连碱、巴马亭、药根碱；也含有木兰花碱、青荧光酸及阿魏酸等。

2. 药理作用 本品具有抗菌、抗真菌、抗病毒及抗炎作用，抗腹泻、解热、降血糖、利胆和抗氧化作用，并可使血压下降，临床组方可用于细菌性痢疾流行性脑脊髓膜炎伤寒等疾病。

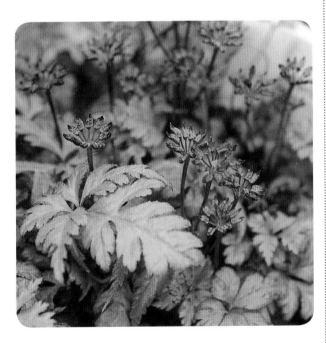

【应 用】

1. 发热烦闷，说胡话：黄连、黄芩、栀子各3克。水煎服。

2. 血热吐血、鼻血：黄连、黄芩、大黄各9克，水煎服。

3. 急性胃炎：黄连、吴茱萸各1克。水煎服。

4. 细菌性痢疾：黄连、木香、葛根、黄芩各6克。水煎服。

5. 口舌生疮，皮肤疮疖：黄连、银花、蒲公英。水煎服。

# 9 胡黄连

【基 源】 本品为玄参科植物西藏胡黄连和胡黄连的根茎。

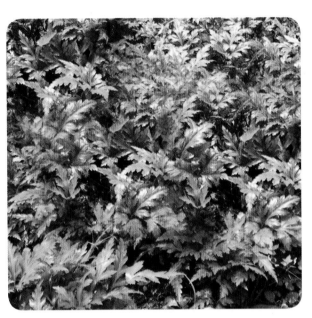

【原植物】 别名：割孤露泽，胡连，西藏胡黄连。

1. 胡黄连 多年生草本，有毛。根茎圆柱形，稍带木质，长15～20厘米。叶近于根生，稍带草质；叶片匙形，长5～10厘米，先端尖，基部狭窄成有翅的具鞘叶柄，边缘有细锯齿。花茎长于叶；穗状花序长5～10厘米，下有少数苞片；苞片长圆形或披针形，与萼等长；萼片5，披针形，长约5毫米，有缘毛；花冠短于花萼，先端5相等的裂片，裂片卵形，具缘毛，内面具疏柔毛，外面无毛或近无毛；雄蕊4，花丝细长，伸出花冠，无毛；子房2室，花柱细长，柱头单一。蒴果长卵形，长6毫米，侧面稍有槽，主要室间开裂。种子长圆形，长1毫米。花期6月，果期7月。

2. 西藏胡黄连 多年生草本，高5～10厘米。根茎粗壮，长圆锥形，横走，长15～50厘米，节间紧密，常有暗棕色鳞片状老叶及圆柱状支根。叶近基生，常集成莲座状；叶片匙形至卵表，长2～7厘米，宽1.5～3.5厘米，先端圆或钝，基部渐窄成短柄，边缘除基部外均有钝锯齿，无毛，干时变黑。花茎自叶丛中生出，高5～15厘米，被腺毛，花密集成顶生穗状的圆锥聚伞花序；苞片、花萼均被毛，苞片卵形；萼片4，长5～6毫米，其中一裂片几线形，其他4裂片近披针形、狭长圆形至狭长椭圆形；花冠暗紫色或浅蓝色，二唇形，内外具疏柔毛；雄蕊4，二强，着生于花冠管中部；子房2室；胚珠每室多数，花柱细长，柱头头状。蒴果卵圆形，长9～12毫米，先端4裂。种子多数，长圆形，有光泽，具网眼。花期6～8月，果期8～9月。

【生境分布】 生于海拔3600～4400米的高寒地区的岩石上及石堆中，或浅土层的向阳处、高山草地。分布于四川、云南、西藏。

【采收加工】 夏季采收。拣去杂质，用清水淘净，捞起润透，切片晒干。

【药材性状】

1. 西藏胡黄连 根茎圆柱形，略弯曲，偶有分枝，长3～12厘米，直径2～14毫米。表面灰棕以至暗棕色，有突起的芽痕及圆形根痕或细根残基，较粗者具紧密横皱纹，上端密被暗棕色鳞片状的叶柄残基。体轻，质硬而脆，易折断，断面面淡棕色或暗棕色，有4～10个白色状维管束，排列成环。气微，味极苦。以条粗、质脆、苦味浓者为佳。

2. 胡黄连 根茎圆柱形，平直或弯曲，多不分枝，市售品多为小段，长2～9厘米，直径3～8毫米。表面灰黄色至黄棕色，有光泽，粗糙，具纵皱及横环纹，栓皮脱落处呈褐色；上端有残留的叶迹，密集呈鳞片状，暗红棕色，或脱落后呈半圆状的节痕。根痕圆点状，近节处较多。质硬而脆，易折断，折断时有粉尘；断面可见维管束小点4～7个，排列成环。气微，味极苦而持久。以条粗、折断时有粉尘、断面灰黑色、味苦者为佳。

【炮 制】 拣去杂质，用清水淘净，捞起润透，切片晒干。

【性味功能】 味苦，性寒。有退虚热，消疳热，清湿热的功能。

【主治用法】 用于阴虚骨蒸，潮热盗汗，湿热泻痢，黄疸，吐血，衄血，目赤肿痛等。用法用量，煎服，1.5～9克。

【现代研究】

1. 化学成分 本品主要含环烯醚萜苷类成分以及生物碱类、酚酸及其糖苷、甾醇等。

2. 药理作用 本品有有保肝、利胆、抗菌、抗炎作用；有抗乙型肝炎病毒、抗哮喘、抗糖尿病及调节血脂等作用。

# 6 黄芩

【基 源】 本品为唇形科植物黄芩的干燥根。

【原植物】 多年生草本，主根粗壮，圆锥形，外皮片状脱落，断面黄色。叶对生，披针形至线形，全缘，下面有黑色腺点。圆锥花序；花冠二唇形，蓝紫色或紫红色，小坚果4，近圆形，黑褐色。花期6～9月。果期8～10月。

【生境分布】 生于山坡、草地。分布于我国北方大部分省区。

【采收加工】 春、秋季采挖，晒至半干，撞去外皮，再晒至全干。

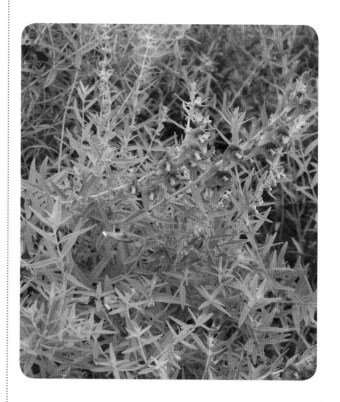

【性状鉴别】 本品呈圆锥形，扭曲，长8～25厘米，直径1～3厘米。表面棕黄色或深黄色，有稀疏的疣状细根痕，上部较粗糙，有扭曲的纵皱或不规则的网纹，下部有顺纹和细皱。质硬而脆，易折断，断面黄色，中间红棕色，通称子芩，以清火养阴为主；老根中间呈暗棕色或棕黑色，枯朽状或已成空洞，称枯芩，以清火败毒为主。气微，味苦。

【性味功能】 味苦，性寒，有清热，燥湿，解毒，止血，安胎的功能。

【炮 制】 除去须根及泥沙，晒后撞去粗皮，晒干。

酒制：（1）酒炒 取黄芩片，加酒拌匀，焖透，置锅内，用文火炒干，取出，放凉。每黄芩100千克，用黄酒10千克。

（2）酒润 取黄芩片，加酒润1小时，至酒被吸尽，晒干或晾干。每黄芩500克，黄酒62克。

（3）酒蒸 取黄芩加温水泡1小时，加酒拌匀，蒸至上气时取出，切片，干燥。每黄芩100千克，用酒12.5千克。

（4）酒煮 取黄芩加白酒润透，加水与药面平，用微火煮干，取出，当天切6毫米厚的片，晒干。每黄芩100千克，用白酒10千克，。

蜜制：将蜜熔化过炉，再加热至起泡，加入黄芩片，炒至微黄色。或再喷水，搅至水干时，再炒至黄色，不粘手为度，取出，晾干。每黄芩100千克，用蜜25千克。

姜制：取黄芩片，加姜汁与水拌匀，用微火熔于水气，取出，干燥。每黄芩100千克，用生姜20千克。

制炭：取黄芩片，置锅内用武火加热，炒至黑褐色时，喷淋清水少许，灭尽火星，取出，晾透。

炒制：（1）炒黄 取黄芩片，在热锅（120℃）内炒黄为度。

（2）炒焦 取黄芩片，用武火炒至全焦，或用文火炒至焦黄，边沿微黑色。

【主治用法】 用于发热烦渴，肺热咳嗽，泻痢热淋，湿热黄疸，肝炎，目赤肿痛，高血压病，头痛，感冒，预防猩红热，胎动不安，痈肿疔疮，烧烫伤。用量6～9克。

【现代研究】

1. 化学成分 本品含多种黄酮类化合物，主要为黄芩甙，黄芩素，汉黄芩甙，汉黄芩素，7～甲氧基黄芩素，7～甲氧基去甲基汉黄芩素，黄芩黄酮Ⅰ，黄芩黄酮Ⅱ等成分。

2. 药理作用 本品具有抗菌、抗病毒、抗真菌、解热、降压利尿等作用，亦有抗炎、抗过敏、抗癌和降血脂作用。

【应 用】

1. 上呼吸道感染、急性支气管炎、肺炎所致咳嗽：黄芩、桑白皮、浙贝母、麦冬。水煎服。

2. 菌痢，肠炎：黄芩9克，白芍、甘草各6克，大枣5枚。水煎服。

3. 高血压、动脉硬化，植物神经官能症：黄芩、菊花各9克，夏枯草15克。水煎服。

4. 病毒性眼病，皮肤真菌：黄芩，水煎剂洗敷处。

# 5 秦艽

【基 源】 本品为龙胆科植物秦艽的根。

【原植物】 别名：大叶龙胆。多年生草本。主根粗长，扭曲；有多数纤维状残存叶基。基生叶丛生披针形，全缘，茎生叶3～4对，对生。茎近顶部叶小，不包被头状花序。花聚生枝顶呈头状或轮伞腋生；花萼管状，一侧裂开，稍呈佛焰苞状，萼齿4～5浅裂；花冠管状，深蓝紫色，先端5裂，裂片间有5片短小褶片。花期7～9月，果期8～10月。

【生境分布】 生于溪旁、山坡草地或灌丛中。分布于东北及、河北、山东、山西、宁夏、青海等省区。

【采收加工】 春、秋二季采挖，以秋季为好。除去茎叶，晒至柔软时，堆积，至根内变肉红色时，晒干，或直接晒干。

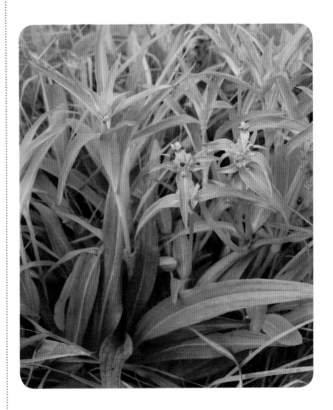

【性状鉴别】 本品略呈圆锥形，上粗下细，长7～30厘米，直径1～3厘米。表面灰黄色或棕黄色，有纵向或扭曲的纵沟。根头部常膨大，多由数个根茎合着，残存的茎基上有短纤维状叶基维管束，质坚脆，易折断，断面皮部黄色或棕黄色，木部黄色。气特殊，味苦而涩。

【性味功能】 味苦、辛，性平。有祛风湿，退虚热，舒筋止痛的功能。

【炮　制】　堆置发汗至表面呈红黄色或灰黄色时，摊开晒干，或不经发汗直接晒干。

【主治用法】　用于风湿性关节痛，结核病潮热，小儿疳积、黄疸，小便不利等症。用量5～10克。

【现代研究】

1. 化学成分　本品含秦艽碱甲即是龙胆碱，秦艽碱乙即是龙胆次碱，秦艽碱丙，龙胆苦甙，当药苦甙，尚含褐煤酸，栎瘿酸，α－香树脂醇，β－谷甾醇，β－谷甾醇－β－D－葡萄糖甙等成分。

2. 药理作用　本品具有抗炎、抗过敏性休克和抗组胺作用，并可升高血糖，降低血压，也可使心率减慢，有镇痛作用。

【应　用】

1. 关节风湿痛：秦艽9克，水煎服。

2. 阴虚火旺，低热不退：秦艽、知母、地骨皮、青蒿各9克。水煎服。

3. 黄疸：秦艽25克。水煎服。

# ◊ 粗茎秦艽（秦艽）

【基　源】　秦艽为龙胆科植物粗茎秦艽的根。

【原植物】　别名：粗茎龙胆、萝卜艽、牛尾艽。多年生草本。根粗壮，黑褐色，颈部密被纤维状枯存叶柄。聚伞花序簇生茎顶呈头状，花萼一侧开裂萼齿1～5，顶部茎生叶2对，卵形，形成总苞状围绕花序。花冠上部蓝色或暗蓝色，下部黄白色，壶形，先端钝，褶偏斜三角形，蒴果椭圆形，种子扁长圆形，具细网纹。花期6～9月。果期9～10月。

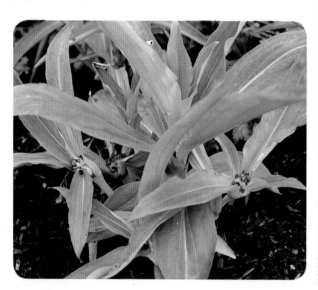

【生境分布】　生于山坡草地、草甸、林缘、林下，海拔3300～4300米。分布于四川、云南、西藏等省区。

【采收加工】　春秋二季均可采挖，去掉茎叶，晒干。

【性状鉴别】　本品根略呈圆柱形，较粗大，多不分枝，很少互相扭绕，长12～20厘米，直径1～3.5厘米。表面黄棕色或暗棕色，有纵向扭转的皱纹；根头有淡黄色叶柄残基及纤维状的叶基维管束。味苦、涩。

【性味功能】　味苦、辛，性平。有祛风湿，退虚热，舒筋止痛的功能。

【炮　制】　堆置发汗至表面呈红黄色或灰黄色时，摊开晒干，或不经发汗直接晒干；

【主治用法】　用于风湿性关节痛，结核病潮热，小儿疳积、黄疸，小便不利等症。用量5～10克。

【现代研究】

1. 化学成分　本品含龙胆苦甙，当药甙，当药苦甙，龙胆碱，秦艽碱丙等成分。

2. 药理作用　本品具有抗炎、抗过敏性休克和抗组胺作用，并可升高血糖，降低血压，也可使心率减慢，有镇痛作用。

【应　用】

1. 风湿腰腿关节痛，神经痛：秦艽白芷注射液，肌肉注射。

2. 小儿麻痹症：秦艽9克，红花、牛膝、茄根、龟甲各6克，木瓜、地龙、川断各3克。水煎服。

3. 黄疸：秦艽25克。牛乳煎服。

# ◊ 达乌里秦艽

【基　源】　秦艽为龙胆科植物达乌里秦艽的根。

【原植物】　别名：兴安龙胆、山秦艽、狗尾艽。多年生草本。根细长，圆柱形，单一或稍分枝。叶窄长披针形。聚伞花序疏散顶生或腋生，花常较多或1～3朵，花冠管部不开裂；花冠管状或近钟形，钝尖，深蓝色；雄蕊5，花丝几成翼状；子房有短柄。蒴果椭圆形。花期7～8月。果期9～10月。

【生境分布】　生于高山草丛，山区荒地。分布于河北、山西、内蒙古、陕西、宁夏、甘肃、青海、新疆、四川、西藏等省区。

【采收加工】　秋季采挖根部，晒至柔软时，堆积使自然发热，至根内变肉红色时，晒干，或直接晒干。

【性状鉴别】 本品根略呈长纺锤形或圆柱形，长8～20厘米，直径2～9毫米。表面棕黄色或棕褐色，有纵向或扭曲的沟纹，已去外皮者表面黄色。根头较细，单一，偶有二分叉，表面有横向纹理，顶端残存茎基及短纤维状叶鞘。主根通常1个或分成数枝。质松脆，易折断，断面黄白色。气微，味苦、涩。

【性味功能】 味苦辛，性平。有祛风湿，退虚热，舒筋止痛的功能。

【炮　制】 趁鲜时搓去黑皮，晒干。

【主治用法】 用于风湿性关节痛，结核病潮热，小儿疳积，小便不利等症。用量5～10克。

【现代研究】

1. 化学成分 本品含龙胆苦甙，当药苦甙，龙胆碱，秦艽碱丙。

2. 药理作用 本品具有抗炎、抗过敏性休克和抗组胺作用，并可升高血糖，降低血压，也可使心率减慢，有镇痛作用。

【应　用】

1. 关节风湿痛：秦艽9克，水煎服。

2. 阴虚火旺，低热不退：秦艽、知母、地骨皮、青蒿各9克。水煎服。

3. 黄疸：秦艽25克，知母、地骨皮、青蒿各9克。水煎服。

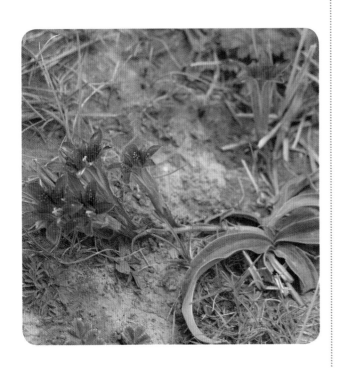

# 5 麻花艽

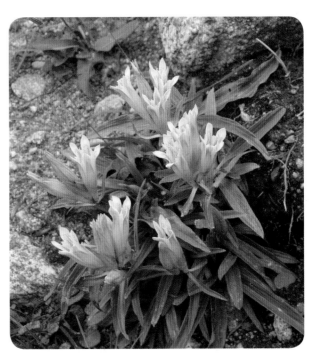

【基　源】 秦艽为龙胆科植物麻花艽的根。

【原植物】 别名：大叶秦艽、麻花秦艽。多年生草本。营养枝的莲座叶披针形或狭披针形，基部联合成鞘状，叶脉5～7，花枝对生叶线形。聚伞花序顶生或腋生，具长梗，花冠钟形，裂片淡黄色，有时白色或淡绿色，花冠基部及喉部有绿色斑点。蒴果椭圆状披针形，种子狭长圆形。花期7～9月。果期8～11月。

【生境分布】 生于高山、溪旁、草地。分布于四川、青海、甘肃、宁夏、西藏等省区。

【采收加工】 秋季采挖根，晒至柔软时，堆积使自然发热，至内变肉红色时，晒干，或直接晒干。

【性状鉴别】 本品根略呈圆锥形，长8～18厘米，直径1～3厘米；主根下部多分枝或多数相互分离后又连合，略成网状或麻花状，质松脆，易折断，断面多呈枯朽状。

【性味功能】 味苦辛，性平。有祛风湿，退虚热，舒筋止痛的功能。

【炮　制】 堆置发汗至表面呈红黄色或灰黄色时，摊开晒干，或不经发汗直接晒干。

【主治用法】 用于风湿性关节痛，结核病潮热，小儿疳积，小便不利等症。用量5～10克。

【现代研究】

1. 化学成分　本品含龙胆苦甙，当药甙，当药苦甙，龙胆碱，秦艽碱丙等成分。

2. 药理作用　本品具有抗炎、抗过敏性休克和抗组胺作用，并可升高血糖，降低血压，也可使心率减慢，有镇痛作用。

【应　用】

1. 关节风湿痛：秦艽9克，水煎服。

2. 阴虚火旺，低热不退：秦艽、知母、地骨皮、青蒿各9克。水煎服。

3. 黄疸：秦艽25克。水煎服。

# ⑨ 柴胡

【基　源】　本品为伞形科植物柴胡的根。

【原植物】　别名：北柴胡。多年生草本。主根较粗，圆柱形，质坚硬，黑褐色。叶互生；基生叶针形，基部渐成长柄，茎生叶长圆状披针形或倒披针形，全缘。复伞形花序多分枝，伞梗4～10；花小，5瓣，黄色，先端向内反卷；雄蕊5；子房下位，椭圆形。双悬果长圆状椭圆形或长卵形，果枝明显，棱槽中有油管3条，合生面油管4。花期7～9月。果期9～10月。

【生境分布】　生于山坡、田野及路旁。分布全国大部分地区。

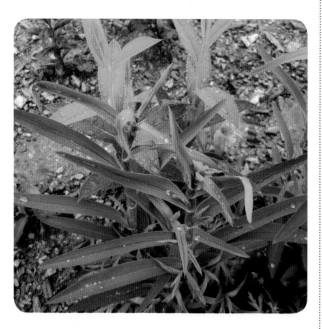

【采收加工】　春秋季挖取根部，晒干。

【性状鉴别】　呈圆柱形或长圆锥形，长6～15厘米，直径0.3～0.8厘米。根头膨大，顶端残留长短不等。3～15个茎基或短纤维状叶基，下部分枝。表面黑褐色或浅棕色，具纵皱纹、支很痕及皮孔。质硬而韧，不易折断，断面显纤维性，皮部浅棕色，木部黄白色。气微香，味淡微苦。

【性味功能】　味苦，性寒。有发表退热，舒肝，升提中气的功能。

【炮　制】

柴胡：除去杂质及残茎，洗净，润透，切厚片，干燥。

醋柴胡：取柴胡片，照醋炙法炒干。

【主治用法】　用于感冒发热，寒热往来，疟疾，胸肋胀痛，月经不调，子宫脱垂，脱肛，肝炎，胆道感染。用量3～9克。

【现代研究】

1. 化学成分　柴胡根含有柴胡皂苷a、b、c、d，还含a-菠菜甾醇、豆甾醇、侧金盏花醇和少量的挥发油。狭叶柴胡含柴胡皂苷a、b、c、d和挥发油。

2. 药理作用　柴胡有较明显的解热、镇静、抗惊厥、镇痛、镇咳作用；柴胡皂苷有抗炎、降血脂作用；柴胡水煎剂对溶血性链球菌、霍乱弧菌、结核杆菌和钩端螺旋体有一定抑制作用，对流感病毒、流行性出血热病毒亦有抑制作用。

【应　用】

1. 流感、上呼吸道炎、急性支气管炎：柴胡12克，黄芩、制半夏各9克，党参、生姜各6克，甘草3克，大枣枚4枚。水煎服。

2. 肝气郁滞所致胁痛、胃肠功能失调：柴胡、香附、郁金、青皮各9克。水煎服。

3. 疟疾：柴胡、常山。水煎服。

# ⑨ 小柴胡

【基　源】　本品为伞形科植物小柴胡的根。

【原植物】　别名：滇银柴胡、金柴胡、芫荽柴胡。两年生草本，根细，土黄色。茎下部分枝，丛生，细而硬，斜上展开。叶矩圆状披针形或条形，顶端圆钝，有小凸尖头，基部稍收缩，抱茎，沿小脉和总苞片都有油脂积聚。复伞形花序小而多；总花梗细，有棱角；伞幅2～4；小总苞片2～4，花梗3～5，黄色。双悬果宽卵形或椭圆形，棱粗而显著。

【生境分布】　生于山坡草丛或干燥沙地。分布于湖北、四川、贵州、云南等省。

【性状鉴别】　秋季采收全草，切段晒干。

【性状鉴别】　茎圆柱形，表面暗紫红色或灰绿色，具纵纹，光滑无毛，茎端有稀毛；质坚而脆，易折断，断面纤维性，中央有疏松的白色髓。气清香，味苦。

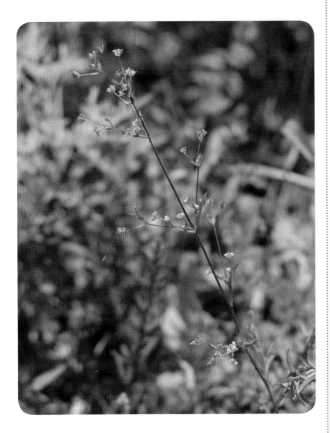

【性味功能】　味苦、微辛，性平。有解毒，祛风，止痒的功能。

【炮　制】　全草入药，除去泥沙，晒干。

【主治用法】　用于疮毒，疖子；根为发表退热药。用量9～15克，水煎服，亦可煎水外洗患处。

【现代研究】

1. 化学成分　全草含槲皮苷、异斛皮苷、芸香甙、紫云英苷、山柰酚～3～芸香糖甙及咖啡酸、奎尼酸、绿元酸、矢车菊双苷等。另含少量挥发油及皂苷、烟酸、乙醇酸。

2. 药理作用　本品煎剂在试管内对金黄色葡萄球菌、肺炎球菌、绿脓杆菌及舒氏、宋内氏痢疾杆菌有不同程度的抑菌作用。煎剂内服，有治疗作用，喘息状态解除，哮鸣音消失，干性罗音减轻。小剂量冲服，有利尿，促进白细胞对细菌的吞噬功能，提高免疫。

【应　用】

1. 感冒、流感、上呼吸道炎、急性支气管炎、淋巴腺炎：小柴胡12克，黄芩、制半夏各9克，党参、生姜各6克，甘草3克，大枣枚4枚。水煎服。

2. 高热：小柴胡15克。水煎服。

3. 疟疾：小柴胡、常山各9克。水煎服。

4. 疮毒，疖子：小柴胡适量，煎水外洗患处。

# 9 狭叶柴胡

【基　源】　柴胡为伞形科植物狭叶柴胡的根。

【原植物】　别名：红柴胡、南柴胡。根长圆锥状，红褐色。茎基部密被红色纤维状叶基残留物，上部枝呈"之"字弯曲。基生叶条形或窄条形，先端渐尖，具短芒，基部渐狭。茎生叶条状披针形或条形具白色骨质边缘。复伞形花序多数，成疏松圆锥花序；总花瓣5，黄色。双悬果宽椭圆形，棱粗钝凸出。花期7～9月。果期8～10月。

【生境分布】　生于山坡、草原。分布于东北、华北、西北、华东等省区。

【采收加工】　春、秋二季采挖，除去茎叶及泥沙，干燥。

【性状鉴别】　呈圆锥形，根头部膨大，分歧，残留叶基撕裂呈纤维状，长6～9厘米，直径0.4～0.8厘米，报全体黑褐色或灰黑色，无明显的环纹，皮孔样突起不甚明显；略具败油气。

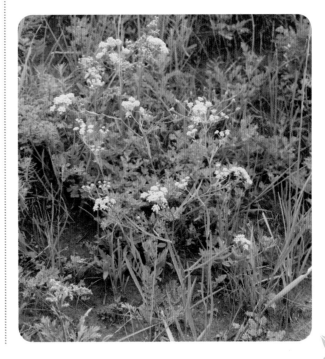

【性味功能】 味苦，性微寒。有疏散退热，舒肝，升阳的功能。

【炮　　制】 同柴胡。

【主治用法】 用感冒发热，寒热往来，疟疾，胸胁胀痛，月经不调，子宫脱垂，脱肛。用量，3～9克。

【现代研究】

1. 化学成分 本品主要含皂苷、脂肪油、挥发油、柴胡醇、春福寿草醇、α－菠菜甾醇等。全草还含槲皮素、异槲皮素、芦丁、水仙苷等。

2. 药理作用 同柴胡。

【应　　用】

同柴胡。

# ⑨ 前胡

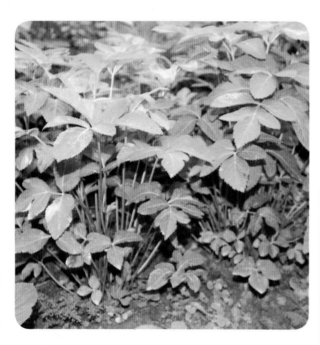

【基　　源】 本品为伞形科植物前胡的根。

【原植物】 别名：白花前胡、鸡脚前胡。多年生草本。叶三角状卵形或三角形，2～3回三出羽状分裂。末回裂片菱状卵形至卵形。复伞形花序顶；花瓣5，白色；双悬果椭圆形或卵圆形，背棱和中棱线状，侧棱有窄翅。花期7～9月。果期9～10月。

【生境分布】 生于山坡向阳草丛中或山坡林边。分布于四川、云南及华东、中南等各地区。

【采收加工】 秋末采挖根部，晒干或微火炕干。

【性状鉴别】

白花前胡：呈不规则的圆柱形、圆锥形或纺锤形，稍扭曲，下部常有分枝。表面黑褐色或灰黄色，根头部多有茎痕及纤维状叶鞘残基，上端有密集的细环纹，下部有纵沟、纵皱纹及横向皮孔。质较柔软，干者质硬，可折断，断面不整齐，淡黄白色，皮部散有多数棕黄色油点，形成层环纹棕色，射线放射状。气芳香，味微苦、辛。

紫花前胡：根头顶端有的有残留茎基，茎基周围常有膜状叶鞘基部残留。断面类白色，射线不明显。

【性味功能】 味苦、辛，性凉。有清热，散风，降气，化痰的功能。

【炮　　制】 除去杂质，洗净，润透，切薄片，晒干。

【主治用法】 用于风热咳嗽多痰，痰热咳喘，胸膈满闷，呕逆，上呼吸道感染等症。用量3～9克。恶皂角。畏藜芦。

【现代研究】

1. 化学成分 白花前胡含挥发油及白花前胡内酯甲、乙、丙、丁；紫花前胡含挥发油、前胡苷、前胡素、伞形花内酯等。

2. 药理作用 紫花前胡有较好的祛痰作用；还有解痉、镇静作用。白花前胡提取粗精和正丁醇提取物能增加冠脉血流量。

【应　　用】

1. 肺热咳嗽，气喘不安：前胡、麦冬、赤芍、麻黄、贝母、白前、枳壳、大黄。水煎服。

2. 咳嗽痰稠，心胸不利，时有烦热：前胡、麦冬、贝母、桑白皮、杏仁、甘草。研末，加生姜水煎服。

3. 感冒咳嗽痰多，气喘不息：前胡、苦杏仁、牛蒡子各9克，桔梗6克，薄荷9克（后下）。水煎服。

4. 肺热咳嗽，胸闷痰多：前胡、紫苏子、陈皮、枳实各6克。水煎服。

# ⑨ 紫花前胡

【基　　源】 前胡为伞形科植物紫花前胡的根。

【原植物】 别名：土当归。多年生草本。根圆锥形。茎紫色。基生叶有阔叶鞘；三出式1～2回羽状分裂，基部翅状，边缘锯齿密；茎上部叶渐退化，至顶部仅有3裂，紫色叶鞘膨大成兜状。复伞形花序，紫色，总苞片 1 ～ 2；花瓣卵圆形，深紫色。果实椭圆形，背部扁平，侧棱扩展成狭翅。花期 8 ～ 9 月。果期 10 月。

【生境分布】 生于山坡路边、林边及灌丛中。分布于吉林、辽宁、陕西、四川及华东、中南等各地区。

【采收加工】 秋末采挖，除去茎叶及须根，晒干或微火炕干。

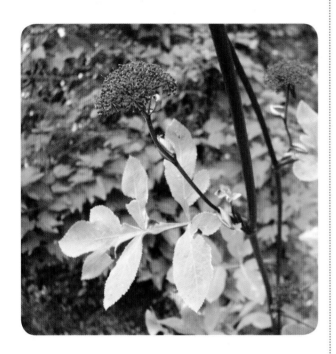

【性状鉴别】 本品主根分歧或有侧根。主根圆柱形，根头部有茎痕及残留的粗毛（叶鞘）；侧根数条，长 7 ～ 30 厘米，直径 2 ～ 4 毫米，细圆柱形。根的表面黑褐色或灰黄色，有细纵皱纹和灰白色的横长皮孔。主根质坚实，不易折断，断面不齐，皮部与木部极易分离，皮部较窄，浅棕色，散生黄色油点，接近形成层处较多；中央本质部黄白色，占根的绝大部分；支根质脆软，易折断，木部近白色。有香气，味淡而后苦辛。

【性味功能】 味苦、辛，性凉。有清热，散风，降气，化痰的功能。

【炮 制】

前胡：拣净杂质，去芦，洗净泥土，稍浸泡，捞出，润透，切片晒干。

蜜前胡：取前胡片，用炼熟的蜂蜜和适量开水拌匀，稍闷，置锅内用文火炒至不粘手为度，取出放凉。

【主治用法】 用于风热咳嗽多痰，痰热咳喘，胸膈满闷，呕逆，上呼吸道感染等症。用量 3 ～ 9 克。恶皂角。畏藜芦。

【现代研究】

1. 化学成分 本品含有呋喃香豆精类：前胡甙，还含海绵甾醇、甘露醇、挥发油，挥发油的主成分为爱草脑及柠檬烯。

2. 药理作用 本品具有祛痰解痉，抗血小板聚集和抗炎作用，及抑制癌细胞的生长和代谢作用。

【应 用】

1. 小儿夜啼：前胡、柴胡。水煎服。

2. 冒咳嗽痰多，气急：前胡、苦杏仁、牛蒡子各 9 克，桔梗 6 克，薄荷 9 克（后下）。水煎服。

3. 肺热咳嗽，胸闷痰多：前胡、紫苏子、陈皮、枳实各 6 克。水煎服。

4. 鼻咽癌：前胡、石见穿各 10 克。水煎服。

# § 华中前胡

【基 源】 前胡为伞形科植物华中前胡的根。

【原植物】 别名：光头前胡、棕色头多年生草本，粗壮。根长圆锥形，下部分枝或弯曲，黄棕色，有皱纹及皮孔样突起。下部叶卵形，2 ～ 3 回三出式分裂或 2 回羽状分裂，叶裂片宽大，革质坚硬，顶生小叶宽卵形，侧生小叶菱形；上部叶分裂较少。伞幅 35 ～ 50；花白色，花萼萼齿明显，花梗密被柔毛。果实椭圆形，平滑，分果背腹极扁压，褐色，侧棱呈狭翅状，具油管 16 ～ 23。

【生境分布】 生于山坡路边、林边及灌丛中。分布于四川、贵州、湖北、湖南、江西、广东等省。

【采收加工】 秋末采挖根部，晒干或微火炕干。

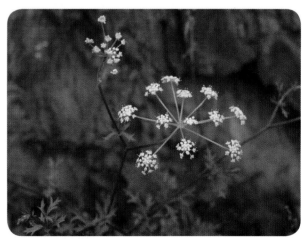

【性状鉴别】 根较细，直径约 0.5 厘米，支根多，根头部横皱纹少见，折断部坚韧，不易折断，断面黄白

色，形成层环少见，放射状纹理不明显，气微香。

**【性味功能】** 味苦、辛，性微寒。有化痰止咳，散风热的功能。

**【炮　制】** 除去杂质，洗净，润透，切薄片，晒干。

**【主治用法】** 用于风热咳嗽，痰多气喘，胸膈满闷，呕逆，上呼吸道感染等症。用量4.5～9克。

**【现代研究】**

1. 化学成分　本品含挥发油及香豆素内酯类成分

2. 药理作用　本品总提取物能抑制炎症初期血管通透性，对溃疡有明显抑制作用，还有解痉作用；能延长巴比妥钠的睡眠时间，有镇静作用。

**【应　用】**

同前胡。

# ⑨ 防风

**【基　源】** 本品为伞形科植物防风的根。

**【原植物】** 别名：关防风。多年生草本。根粗壮，颈处密纤维状叶残基。茎单生，两歧分枝，有细棱。基生叶簇生，基部鞘状稍抱茎，2～3回羽状深裂；茎生叶较小，有较宽叶鞘。复伞形花序成聚伞状圆锥花序，伞辐5～7；花瓣5，白色；雄蕊5；子房下位。双悬果卵形，光滑。花期8～9月。果期9～10月。

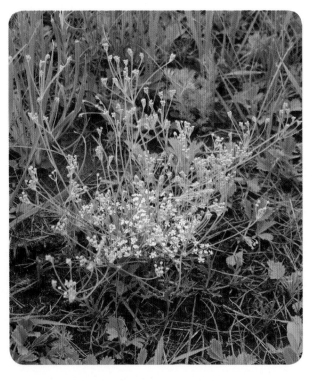

**【生境分布】** 生于草原、丘陵、多石砾的山坡。分布于东北及河北、山东、山西、内蒙古、陕西、宁夏等省区。

**【采收加工】** 春秋季采挖未抽花茎植株的根，晒干。

**【性状鉴别】** 呈长圆锥形或长圆柱形，下部渐细，有的略弯曲，长15～30厘米，直径0.5～2厘米。表面灰棕色，粗糙，有纵皱纹、多数横长皮孔及点状突起的细根痕。根头部有明显密集的环纹，有的环纹上残存棕褐色毛状叶基。体轻，质松，易折断，断面不平坦，皮部浅棕色，有裂隙，木部浅黄色。气特异，味微甘。

**【性味功能】** 味甘、辛，性温。有发表，祛风，除湿的功能。

**【炮　制】** 除去杂质，洗净，润透，切厚片，干燥。

**【主治用法】** 用于感冒，头痛，发热，无汗，风湿痹痛，四肢拘挛，皮肤瘙痒，破伤风等。用量4.5～9克。

**【现代研究】**

1. 化学成分　本品含挥发油、甘露醇、β-谷甾醇、苦味苷、酚类、多糖类、香豆素类、聚乙炔类及有机酸等。

2. 药理作用　本品具有解热、抗炎、镇痛、镇静、抗惊厥、抗过敏、抗病原微生物作用，并有增强巨噬细胞吞噬功能的作用。临床上选方可用于治疗偏正头痛，久病泄泻，盗汗、自汗，周围性神经麻痹，预防破伤风等。

**【应　用】**

1. 外感寒邪，伤湿感冒，恶寒无汗：防风、苍术各6克，葱白、生姜各9克，炙甘草3克。水煎服。

2. 感冒头痛：防风、白芷、川芎、荆芥。水煎服。

3. 风湿性关节炎：防风、茜草、苍术、老鹳草各15克，白酒浸服。

4. 风热头痛，胸腹痞闷：防风、荆芥、连翘、炙大黄、石膏、桔梗、甘草。共研细末，温开水送服。

# ⑨ 广防风

**【基　源】** 本品为唇形科植物广防风的全草。

**【原植物】** 别名：防风草、落马衣、秽草、土藿香。一年生高大草本。茎分枝，被白色短柔毛。叶对生，阔卵形，先端渐尖，基部宽楔形或近圆形，边缘有不规则的钝齿。轮伞花序在茎枝上部排成一顶生、稠密或间断假穗状花序,淡紫色;花萼钟状,外被长柔毛及腺点,5裂,具睫毛;花冠管长筒状,裂片较浅,略呈二唇形;雄蕊4;花柱单一。小坚果近圆形,平滑光亮。花期9～10月。

【生境分布】 生于村边,路旁,山坡湿地。分布于浙江、福建、台湾、江西、湖南、广东、广西、四川、贵州等省区。

【采收加工】 夏秋采收全草,鲜用或晒干。

【性状鉴别】 茎呈方形,四角突起明显,叶片展平后呈宽卵形,茎叶呈灰绿色,表面密被灰白色茸毛。有时可见未开放的轮伞花序。气微,味微苦。

【性味功能】 味辛、苦,性温。有祛风解表,理气止痛的功能。

【炮 制】 除去杂质及毛须,洗净,润透,切厚片,干燥。

【主治用法】 用于感冒发热,风湿关节痛,胃痛,胃肠炎;外用于皮肤湿疹,神经性皮炎,虫蛇咬伤,痈肿疮疡。

【现代研究】

1. 化学成分 暂无。

2. 药理作用 临床上可用于治疗风湿骨痛、感冒发热、呕吐腹痛、胃气痛、皮肤湿疹、瘙痒、乳痈、疮癣、癫疮以及毒虫蛟伤等症。

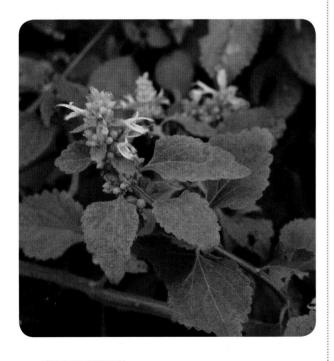

【应 用】

1. 神经性皮炎:广防风、生半夏、生南星各9克,

薄荷脑1克。酒浸一周,取液搽敷患处。

2. 感冒发热:广防风15克。水煎服。

3. 胃痛,胃肠炎:广防风15克。水煎服。

4. 皮肤湿疹,虫蛇咬伤,痈肿疮疡:广防风适量,水煎洗患处;并研末撒敷患处。

# 9 重齿当归(独活)

【基 源】 独活为伞形科重齿当归的干燥根。

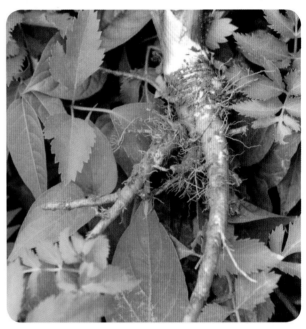

【原植物】 别名:重齿毛当归、香独活、山大活。多年生草本。根茎圆柱形,棕褐色,有香气。叶二回三出羽状全裂,基部膨大成兜状半抱茎的膜质叶鞘,边缘有尖锯齿或重锯齿,顶生小裂片3深裂,基部沿叶轴下延成翅。复伞形花序顶生或侧生,密被短糙毛;花白色,无萼齿,花瓣顶端内凹。果实椭圆形,背棱线形,隆起。花期8～9月,果期9～10月。

【生境分布】 生于阴湿山坡,林下草丛中或稀疏灌丛中。分布于安徽、浙江、江西、湖北、四川等地。

【采收加工】 秋末采挖,烘至半干,堆置2～3天,再烘至全干。

【性状鉴别】 本品根头及主根粗短,略呈圆柱形,下部有数条弯曲的支根,表面粗糙,灰棕色,具不规则纵皱纹及横裂纹,并有多数横长皮孔及细根痕;根头部有环纹,具多殖环状叶柄痕,中内为凹陷的茎痕。质坚硬，断面灰黄白色，形成层环棕色，皮部有棕色油点（油管），木部黄棕色；根头横断面有大形随部，亦有油点。香气特异，味苦辛，微麻舌。

【性味功能】 味辛、苦，性微温。有祛风除湿，散寒止痛的功能。

【炮 制】 去除枯萎茎、叶，晾干，柴火熏，至五成干，扎成小捆，再炕至全干。

【主治用法】 用于风寒湿痹，手足挛痛，腰膝酸痛等。用量3～9克。

【现代研究】

1. 化学成分 本品含有苦士香豆精类化合物：二氢山芹醇及其己酸酯，毛当归醇，当归醇D、G、B等，还含γ－氨基丁酸及挥发油：佛术烯，百里香酚，α－柏木烯等成分。

2. 药理作用 本品具有抗菌、镇痛、镇静和抗炎作用，并有解痉作用，且对血小板聚集有抑制作用，可抗血栓。

【应 用】

1. 风湿关节痛等：独活、防风、秦艽、杜仲、桑寄生。水煎服。

2. 头痛、头晕：独活、羌活、藁本、蔓荆子。水煎服。

3. 慢性气管炎，咳喘：独活9克，加红糖，水煎服。

4. 痈疽：独活、细辛、黄芩、当归、川芎、大黄、赤芍各50克，加猪蹄煮，取汤液，涂洗患处。

# 9 升麻

【基 源】 本品为毛茛科植物升麻的干燥根茎。

【原植物】 别名：西升麻、川升麻、绿升麻。多年生草本。根茎黑色，有多数内陷的老茎迹。茎直立，高1～2米。下部茎生叶具长柄，二至三回三出羽状全裂；顶生小叶具长柄，各侧生小叶无柄。圆锥花序，具分枝3～20条，花序轴和花梗密被灰色或锈色的腺毛及短毛；花两性，果被贴伏白色柔毛。顶端有短喙；花期7～9月，果期8～10月。

【生境分布】 生于山地林中或草丛中。分布于山西、陕西、宁夏、甘肃、青海、云南、西藏、河南、湖北、四川等省区。

【采收加工】 秋季采挖根茎，晒至八、九成干后，燎去须根，晒干。

【性状鉴别】 根茎呈不规则长块状，分枝较多。表面暗棕色，极粗糙，上面具多个圆形空洞状的茎基，内壁粗糙，洞浅；下面有众多须根残基。体实质坚韧，不易折断，断面不平坦，木部黄绿色，成放射状，髓部稍平坦，灰绿色，稍具粉性。

【性味功能】 味辛、微苦，性微寒。有发表，透疹，清热解毒，升提中气的功能。

【炮 制】 除去杂质，略泡，洗净，润透，切厚片，干燥。

【主治用法】 用于风热头痛，齿龈肿痛，咽痛口疮，麻疹不透，胃下垂，久泻，脱肛，子宫脱垂。用量1.5～4.5克。

【现代研究】

1. 化学成分 本品根茎含升麻碱、水杨酸、鞣质、树脂、咖啡酸、阿魏酸等。

2. 药理作用 升麻提取物或其成分异阿魏酸有解热、抗炎作用；升麻水煎液有镇痛、镇静、抗惊厥作用。

【应 用】

1. 风热头痛，齿龈肿痛，面部神经痛：升麻、苍术各6克，荷叶1张。水煎服。

2. 麻疹初起，斑疹不透：升麻、葛根、甘草各3克，牛蒡子9克。水煎服。

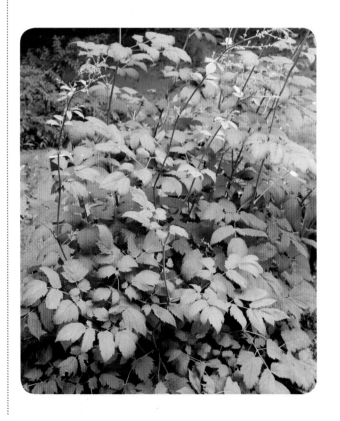

# § 类叶升麻（绿豆升麻）

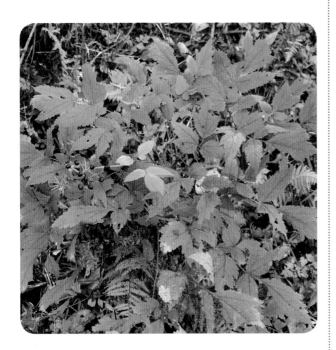

【基　源】　绿豆升麻为毛茛科植物类叶升麻植物根状茎及全草。

【原植物】　别名：马尾升麻。多年生草本。根状茎短，须根具多数细长绒毛。茎直立，绿色，有棱，疏生短毛。一至三回三出羽状复叶；小叶 1～3 对，最终小叶卵圆形或卵状披针形，先端尖，基部宽楔形或近圆形，边缘具大小不等的粗锯齿，两面有柔毛。总状花序窄长呈穗状，顶生；花萼 4，瓣状，早落；花瓣 4，广匙形，白色；雄蕊多数；心皮 1。果序长方条状，浆果二列状，紫黑色，近球形，果梗稍粗厚。种子棕色，光滑。花期 6～8 月，果期 6～8 月。

【生境分布】　生于山坡下。分布于四川及贵州等省。

【采收加工】　秋季采收根状茎及全草，分别晒干。

【性状鉴别】　根茎呈不规则长块，多分枝呈结节状。表面灰褐色或黄褐色，粗糙，茎基痕圆盘状或槽状，盘或槽内壁显网状纹理；下面有坚硬的须根残基。体轻质坚，不易折断，断面不平坦，纤维性，木质部成放射状纹理，黄棕色或黄绿色，髓部黑褐色。均以个大、质坚、表面色黑褐者为佳。

【性味功能】　味辛、微苦，性凉。有祛风止咳，清热解毒的功能。

【主治用法】　用于感冒头痛，百日咳，犬咬伤。用量 6～15 克；外用适量，鲜叶捣烂敷患处。

【现代研究】

1. 化学成分　本品根茎含升麻素、生物碱、糖类、异阿魏酸、阿魏酸、咖啡酸等。

2. 药理作用　本品提取物或其成分异阿魏酸有解热、抗炎作用；升麻水煎液有镇痛、镇静、抗惊厥作用。

【应　用】

1. 感冒头痛，百日咳：绿豆升麻 6～15 克。水煎服。

2. 犬咬伤：鲜绿豆升麻叶适量，捣烂敷患处。

# § 兴安升麻

【基　源】　升麻为毛茛科植物兴安升麻的根茎。

【原植物】　别名：北升麻、龙眼根、窟窿牙根。多年生草本。根茎长条形，弯曲，结节状，棕褐色，有坚硬须根残基及圆茎基痕。茎生叶为二至三回三出复叶，小叶有小叶柄，顶生小叶宽菱形。圆锥花序多分枝；花单性，雌雄异株；果长 7～8 毫米，被贴伏的白色柔毛，顶端近截形。种子椭圆形，有鳞翅。花期 7～8 月，果期 8～9 月。

【生境分布】　生于山地、灌丛及草地中。分布于东北、华北等地。

【采收加工】　秋季采挖根部，晒至八九成干，除去须根，晒干。

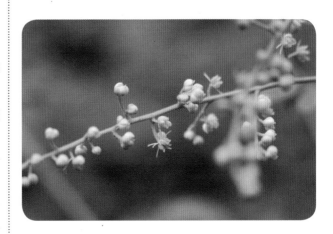

【性状鉴别】　根茎呈不规则长条状，多分枝成结节状。表面灰黑色，粗糙，茎基痕圆洞状，洞内壁显纵向或网状沟纹；下面有坚硬的须根残基。体轻质坚，不易折断，断面极不平坦，木质部成放射状，纤维性，黄绿色，具裂隙，髓部中空，黑色。

【性味功能】 味微苦、甘，性微寒。有发表，透疹，清热解毒，升提中气的功能。

【炮　　制】 除去杂质，略泡，洗净，润透，切厚片，干燥。

【主治用法】 用于风热头痛，齿龈肿痛，咽痛口疮，麻疹不透，胃下垂，久泻，脱肛，子宫脱垂。用量1.5～4.5克。

【现代研究】

1. 化学成分　本品根茎含阿魏酸、异阿魏酸、咖啡酸、升麻素以及齿阿米素、齿阿米醇、北升麻萜等，还含有升麻苷等成分。

2. 药理作用　同升麻。

【应　　用】

1. 麻疹初起，透疹不快：升麻2.4克，葛根9克，甘草2.4克，赤芍4.5克。水煎服。

2. 脱肛、子宫脱垂、中气不足，脾虚泄泻：升麻、柴胡、黄芪、当归、白术、炙甘草、人参各1.2克。水煎服。

3. 牙龈炎：升麻，葛根，石膏，黄连。水煎服。

4. 咽喉肿痛：升麻，玄参，桔梗，牛蒡子。水煎服。

# § 大三叶升麻

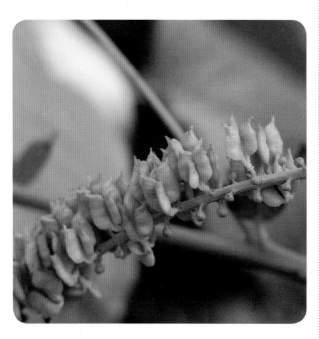

130

【基　　源】 升麻为毛茛科植物大三叶升麻的干燥根茎。

【原植物】 多年生草本。根状茎粗壮，有圆洞状老茎残痕。下部茎生叶为二回三出复叶；小叶具柄，叶稍革质，无毛，顶生1片小叶片倒卵形至倒卵状椭圆形，顶端三浅裂，侧生小叶斜卵形。圆锥花序，具2～9条分枝；花两性；萼片5，退化雄蕊椭圆形，不分裂，白色，无空花药，近膜质，全缘。子房无毛。果长圆形；种子2，四周生膜质鳞翅。花期8～9月，果期9～10月。

【生境分布】 生于山坡草丛中或林缘灌丛中。分布于东北三省。

【采收加工】 秋季采挖根茎，去泥沙，晒至八、九成干后，燎去或除去须根，晒干。

【性状鉴别】 根茎不规则圆柱形，多短分枝成结节状，长8～20厘米，直径1.5～2.5厘米，表面暗棕色或黑棕色；上侧有多个茎痕，长1.5～3厘米，直径0.5～2.5厘米，髓朽成空洞，木部木射线成放射状裂隙。质坚硬而轻，断面黄白色。味微苦。

【性味功能】 味甘辛、微苦，性凉。有升阳、发表，透疹，清热解毒的功能。

【炮　　制】 同升麻。

【主治用法】 用于风热头痛，齿龈肿痛，咽痛口疮，麻疹不透，胃下垂，久泻，脱肛，子宫脱垂。用量3～6克。外用适量，研末调敷，煎水含漱或淋洗。

【现代研究】

1. 化学成分　本品含生物碱、升麻素、升麻甙、升麻醇木糖甙、异阿魏酸等。

2. 药理作用　同升麻。

【应　　用】

1. 牙龈炎：升麻、葛根、黄连、石膏。水煎含漱。

2. 咽喉疼痛：升麻、玄参、桔梗、牛蒡子等。水煎服。

# § 单穗升麻

【基　　源】 本品毛茛科植物单穗升麻的根茎，在东北、四川作升麻入药。

【原植物】 别名：野菜升麻。根状茎粗壮，横走，外皮带黑色。茎单一。下部茎生叶有长柄，为二至三回三出近羽状复叶；叶片卵状三角形；顶生小叶有柄，宽披针形至菱形，常3裂或浅裂，边缘有锯齿，侧生小叶通常无柄，狭斜卵形，比顶生小叶小，背面沿脉疏生白色长柔毛；叶柄长达 26 厘米；茎上部叶较小，一至二回羽状三出。总状花序不分枝或有时在基部有少数分枝；苞片钻形；花梗密被灰色腺毛及柔毛；萼片宽椭圆形。花期 8 ～ 9 月，果期 9 ～ 10 月。

【生境分布】 生于海拔 1900 ～ 2000 米的碎石堆中。分布于四川、甘肃、陕西、河北、内蒙古、辽宁、吉林、黑龙江等植物。俄罗斯、蒙古、日本也有栽培。

【采收加工】 秋季采收。去掉泥沙，晒到八、九成干时，燎去须根，晒干。

【性味功能】 味辛、微苦，性微寒。有发表，透疹，清热解毒，升提中气的功能。

【炮　　制】 暂无。

【主治用法】 用于风热头痛，齿龈肿痛，咽痛口疮，麻疹不透，胃下垂，久泻，脱肛，子宫脱垂。用量 1.5 ～ 4.5 克。

【现代研究】

1. 化学成分　本品含有升麻二烯醇、升麻环氧醇、升麻甙、兴安升麻醇和 β －谷甾醇等。

2. 药理作用　本品有镇痛、解热、降温作用；有抑制平滑肌、解痉、抗炎和抗真菌等作用。

【应　　用】

同升麻。

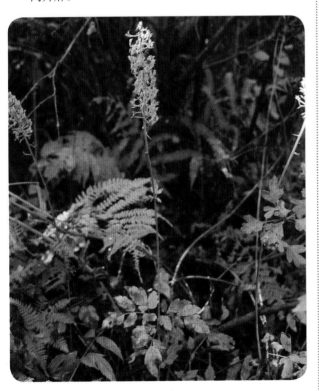

# 9 苦参

【基　　源】 本品为豆科植物苦参的干燥根。

【原植物】 别名：野槐、山槐、地参。草本或亚灌木。根圆柱形，黄色，味苦。茎具纵棱，幼时疏被柔毛，后无毛。奇数羽状复叶，叶轴被细毛；托叶披针状线形，小叶 6 ～ 12 对，线状披针形或窄卵形，互生或近对生，纸质，上面无毛，下面被灰白色短柔毛或近无毛。总状花序顶生，花淡黄白色。荚果圆柱形，种子间稍缢缩，呈不明显串珠状，先端有长喙。种子 1 ～ 5 粒，近球形，棕黄色。花期 6 ～ 7 月，果期 8 ～ 9 月。

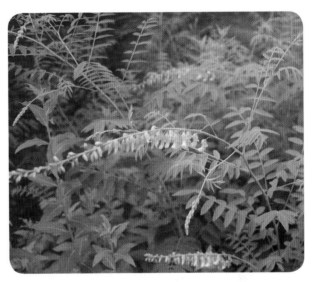

【生境分布】 生于山地、平原。分布于全国大部分地区。

【采收加工】 春、秋季采挖，趁鲜切片，干燥。

【性状鉴别】 本品根长圆柱形，下部常分枝，长 10 ～ 30 厘米，直径 1 ～ 2.5 厘米。表面棕黄色至灰棕色，具纵皱纹及横生皮孔。栓皮薄，常破裂反卷，易剥落，露出黄色内皮。质硬，不易折断，折断面纤维性。切片厚 3 ～ 6 毫米，切面黄白色，具放射状纹理。气微，味苦。

【性味功能】 味苦，性寒。有清热利尿，燥湿，杀虫的功能。

【炮　　制】 除去地上部，将根挖出，除去细根，洗净晒干；或趁鲜切片晒干。

【主治用法】 用于血痢，便血，黄疸，浮肿，小便不利，肠炎；外用于湿疹，湿疮，皮肤瘙痒；滴虫性阴道炎。用量 3 ～ 10 克，水煎服。外用适量，煎水洗患处。

131

【现代研究】

1. 化学成分　本品的根含多种生物碱，主要成分为D－苦参碱、D－氧化苦参碱，另含少量D－苦参醇碱、L－臭豆碱、L－甲基金雀花碱、L－野靛叶碱、L－槐果碱、N－氧化槐果碱、槐定碱等；黄酮类成分有苦参素、次苦参素、异苦参素、去甲苦参素、苦参醇素、次苦参醇素、新苦参醇素、去甲苦参醇素等。

2. 药理作用　本品具有抗肿瘤、抗炎、抗菌和抗心律失常、抗过敏、平喘祛痰作用，并可以升高白血球。

【应　用】

1. 热毒痢疾：苦参30克，木香、生甘草各3克，水煎服。

2. 黄疸，尿赤：苦参、龙胆草各3克，生栀子9克，水煎服。

3. 外阴瘙痒、急性湿疹：苦参50克，水煎熏洗。

4. 急性菌痢，阿米巴痢疾：苦参9克，水煎服。

5. 荨麻疹：苦参10克，水煎服。

# §　白鲜（白鲜皮）

【基　源】　白鲜皮为芸香科植物白鲜的根皮。

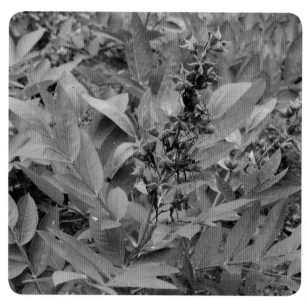

【原植物】　多年生草本，全株有特异的刺激味。根木质化，数条丛生，外皮淡黄白色。单数羽状复叶互生；小叶9～11，卵形至长圆状椭圆形，边缘有细锯齿，密布腺点，叶两面沿脉有柔毛，至果期脱落，有叶柄，叶轴有铗翼。总状花序，花轴及花梗混生白色柔毛及黑色腺毛；花梗基部有线状苞片1枚；花淡红色而有紫红色线条；萼片5；花瓣，倒披针形或长圆形，基部渐细呈柄状。蒴果，密生腺毛，5裂，每瓣片先端有一针尖。花期4～5月。果期5～6月。

【生境分布】　生于山坡林中。分布于辽宁、内蒙古、陕西、甘肃、河北、山东、河南、安徽、江苏、江西、四川、贵州等省区。

【采收加工】　春、秋季采挖，纵向割开，抽去木心，晒干。

【性味功能】　味苦、咸，性寒。有祛风燥湿，清热，解毒的功能。

【炮　制】　盐黄柏：取黄柏片，用盐水喷洒，拌匀，置锅内用文火微炒，取出放凉，晾干（每黄柏片100斤用食盐2斤半，加适量开水溶化澄清）。

酒黄柏：取黄柏片，用黄酒喷洒拌炒如盐黄柏法（每黄柏片100斤用黄酒10斤）。

【主治用法】　用于湿热疮毒、黄水疮、湿疹、风疹、疥癣、疮癞、风湿痹、黄疸尿赤等症。用量4.5~9g。外用适量，煎汤洗或研粉敷。

# §　延胡索（元胡）

【基　源】　元胡为罂粟科植物延胡索的块茎。

【原植物】　别名：玄胡索。多年生草本。块茎扁球状，黄色。茎纤细。基部具一鳞片，鳞片和叶腋内有小块茎。叶互生，2回三出复叶，第2回深裂，末回裂片披针形、长圆形，全缘或有缺刻。总状花序顶生或与叶对生；苞片全缘或3～5裂，花紫色，萼片；花瓣4，外轮2片稍大，上部1片边缘波状，顶端微凹，凹部中央有突尖，尾部延伸成长距。蒴果线形。花期4月，果期5～6月。

【生境分布】　均为栽培，极少有野生。主产于浙江东阳、磐安等地。

【采收加工】　5～6月间采挖，洗净泥土，开水中略煮3～6分钟至块茎内部中心有芝麻样小白点时，捞起晒干。

【性状鉴别】　本品呈不规则扁球形，直径1～2厘米，表面黄色或褐黄色，顶端中间有略凹陷的茎痕，底部或有疙瘩状凸起。质坚硬而脆，断面黄色，角质，有蜡样光泽。无臭，味苦。

【性味功能】　味苦、辛，性温。有活血散瘀，利气止痛功能。

【炮　制】　延胡索：拣去杂质，用水浸泡，洗净，晒晾，润至内外湿度均匀，切片或打碎。

醋延胡索：取净延胡索，用醋拌匀，浸润，至醋吸尽，置锅内用文火炒至微干，取出，放凉；或取净延胡索，加醋置锅内共煮，至醋吸净，烘干，取出，放凉。酒延胡索：取净延胡索片或碎块，加黄酒拌匀，闷透，置锅内用文火加热，炒干，取出放凉。

【主治用法】　用于气滞血瘀之痛，痛经，经闭，症瘕，产后瘀阻，跌扑损伤，疝气作痛。用量3～9克。孕妇忌服。

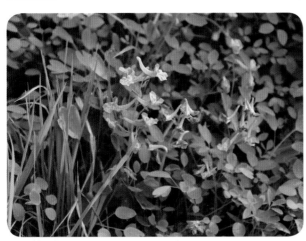

【现代研究】

1. 化学成分　本品含多种异喹啉类生物碱：有延胡索甲素、乙素、丙素、丁素、戊素、己素、庚素、辛素、壬素、癸素、子素、丑素、寅素、黄连碱、去氢延胡索甲素、延胡索胺碱、去氢延胡索胺碱及古伦胺碱等。

2. 药理作用　本品具有催眠、镇静与安定、镇痛作用，并对肌肉有松弛作用。且能扩张冠状血管、降低冠脉阻力与增加血流量，对心律失常有明显的作用。

【应　用】

1. 痛经：元胡、乳香、没药各6克，当归9克，炒蒲黄、肉桂各3克，川芎4.5克。水煎服。

2. 肝区痛、胁痛：元胡、川楝子。水煎服。

3. 胃脘痛：元胡、良姜、香附。水煎服。

4. 跌打损伤、瘀血肿痛：元胡、当归、赤芍各9克。水煎服。

# **G 齿瓣延胡索（延胡索）**

【基　源】　延胡索为紫堇科植物齿瓣延胡索的干燥块茎。

【原植物】　别名：土元胡、蓝雀花。多年生草本。茎单一，块茎球形，棕色，内面黄色。茎基部具1片鳞片叶，茎生叶2～3，叶宽卵形，2回3出全裂，一回裂片5；先端常2～3深裂，总状花序，具花4～16，较密集。苞片楔形，先端掌状3～5裂，稀全缘。萼片小；花瓣蓝紫色，上面花瓣边缘具波状圆齿，顶端微凹，具短尖。蒴果，长圆形。种子黑色，光滑。花期4～5月，果期5～6月。

【生境分布】　生于山地阴坡。分布于东北地区、河北北部、甘肃省等地区。

【采收加工】　在5～6月间采挖，洗净泥土，开水煮3～6分钟捞起晒干。

【性状鉴别】　本品块茎扁球形、宽锥形或细锥状，直径0.5～2.5厘米。表面鲜黄色或黄色。上端有少数疙瘩状侧块茎，底部可见不定根痕。质坚硬，断面鲜黄色，角质，有蜡样光泽。味苦。

【性味功能】　味苦、辛，性温。有活血散瘀，利气止痛功能。

【炮　制】

净制：拣去杂质，用水浸泡，洗净，晒晾，润至内外湿度均匀，切片或打碎。

醋制：取净延胡索，用醋拌匀，置锅内用文火炒至微干，取出，放凉。

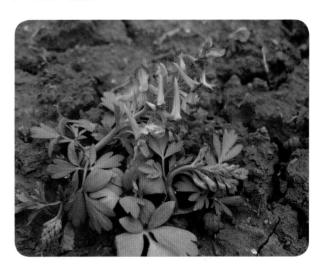

【主治用法】　用于气滞血瘀之痛，痛经，经闭，症瘕，产后瘀阻，跌扑损伤，疝气作痛。用量3～9克。孕妇忌服。

133

【现代研究】

1.化学成分　本品含延胡索甲素、乙素、丙素、丁素，四氢小檗碱、棕榈酸、豆甾醇、油酸、亚油酸、亚油烯酸、皂甙等成分。

2.药理作用　本品具有镇痛作用、镇静作用和抗惊作用。

【应　　用】

同延胡索。

# ⚕ 川贝母

【基　　源】　本品为百合科植物川贝母的鳞茎。

【原植物】　多年生草本。鳞茎圆形或近球形。顶端稍尖或钝圆，淡黄白色，光滑。单叶，对生，少数兼有互生，或3叶轮生，披针形或条形，先端钝尖，不卷曲或稍卷曲。花单生于茎顶，钟状，下垂，紫红色，有明显的方格状斑纹，花瓣6，二轮。蒴果长圆形，有6棱，有窄翅。种子薄扁平，半圆形，黄色。花期5～7月。果期8～10月。

【生境分布】　生于林中、灌丛下、草地、河滩及山谷湿地。分布于四川、云南、西藏等省区。

【采收加工】　苗枯萎时采挖，去净泥土，曝晒至半干，撞去外皮，再晒干，亦有用矾水或盐水淘洗，晒干或烘干。

【性状鉴别】　本品呈圆锥形，顶端尖或微尖，直径4～12毫米，颗粒最小者称珍珠贝。表面白色诚淡黄色，外围为2瓣鳞叶，1瓣大，略呈马蹄形，1瓣小，略呈披针形，相对抱合，其内包有小鳞叶数枚。底部中央，有一细小而坚硬的鳞茎盘，其下残留少数须根痕。不论颗粒大小，均能端正起立，顶端均不开裂。质硬而脆，富粉性，断面白色，呈颗粒状。气微弱，味微苦。

【性味功能】　味甘、苦，性微寒。有清热润肺，化痰止咳，软坚散结的功能。

【炮　　制】　拣去杂质，用水稍泡，捞出，闷润，剥去心，晒干。

【主治用法】　用于虚劳咳嗽，肺燥咳嗽，肺虚久咳，吐痰咯血，心胸郁结，肺痿，肺痈，瘿瘤，瘰疬，喉痹，乳痈，急、慢性支气管炎。用量3～9克。反乌头、草乌。

【现代研究】

1.化学成分　本品含生物碱：棱砂贝母碱，棱砂贝母酮碱、松贝辛，松贝甲素等成分。

2.药理作用　本品具有镇咳、祛痰、抗溃疡、抗菌作用，并有抑制中枢神经系统作用，能解痉和降血压。

【应　　用】

1.慢性咳嗽，干咳无痰，慢性支气管炎及肺结核：川贝母2克，研末吞服。

2.肺燥咳嗽，久咳：川贝母、麦冬、杏仁、款冬、紫菀等。水煎服。

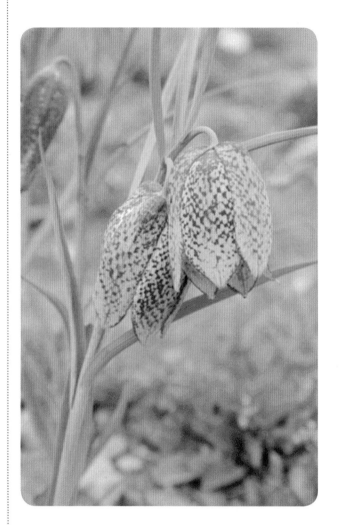

# ⚕ 棱沙贝母（川贝母）

【基　　源】　川贝母为百合科植物棱沙贝母的干燥鳞茎。

【原植物】　别名：炉贝。多年生草本。鳞茎圆锥形，叶互生，少有对生，基部稍抱茎，绿褐色或紫褐色；叶片长卵形，先端不卷曲，上方叶窄小，顶生叶披针形。花单生于茎端，浅黄色，有红褐色斑点或小方格，花柱柱

134

头裂片2毫米以上。蒴果,花被宿存。花期6～7月,果期9～10月。

【生境分布】 生于海拔3200～4500米的草地上。分布于四川、青海等省。

【采收加工】 采收季节因地而异;一般在7～9月采挖。挖出后,洗净泥沙及须根,晒干或微火烘干。

【性状鉴别】 本品呈长圆锥形,高0.7～2.5厘米,直径0.5～2.5厘米。表面类白色或浅棕黄色,有的具棕色斑点。外层鳞叶2瓣,大小相近,顶部开裂略尖,基部稍尖或较钝。气微,味微苦。

【性味功能】 味甘、苦,性微寒。有清热润肺,化痰止咳,软坚散结的功能。

【炮 制】 拣去杂质,用水稍泡,捞出,闷润,剥去心,晒干。

【主治用法】 用于虚劳咳嗽,肺燥咳嗽,肺虚久咳,吐痰咯血,心胸郁结,肺痿,肺痈,瘿瘤,瘰疬,喉痹,乳痈,急、慢性支气管炎。用量3～9克。反乌头、草乌。

【现代研究】

1. 化学成分 本品含生物碱:棱砂贝母碱,棱砂贝母酮碱,川贝酮碱,棱砂贝母芬碱,棱砂贝母芬酮碱,贝母辛碱,西贝母碱即是西贝素,川贝碱,炉贝碱等成分。

2. 药理作用 本品具有镇咳、祛痰、抗溃疡、抗菌作用,并有抑制中枢神经系统作用,能解痉和降血压。

【应 用】

同川贝母。

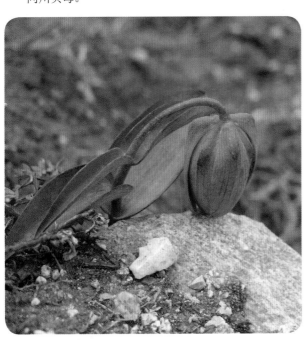

# § 伊犁贝母(伊贝母)

【基 源】 伊贝母为百合科植物伊犁贝母的干燥鳞茎

【原 植 物】 多年生草本,鳞茎较大,扁平,由2片鳞叶组成。基部抱茎,无柄。叶卵状长圆形。花单生于茎顶或数朵成束状,淡黄色或黄色,上面有暗红色斑点,每花有1～2叶状苞片,苞片先端不卷曲;花被片6,外轮3片较宽,蜜腺窝在背面明显突出;雄蕊6,黄色;雌蕊与雄蕊近等长,柱头3裂。蒴果长圆形,有6棱,棱上有宽翅。种子褐色。花期5月。果期6月。

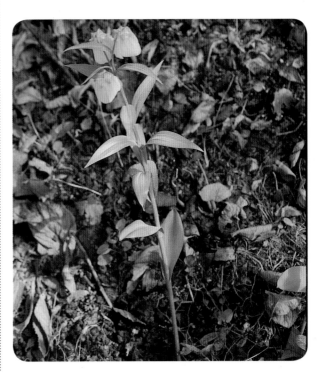

【生境分布】 生于林下或阳坡草地。分布于新疆,有栽培。河北、北京、陕西、甘肃、山东、湖北等省有引种栽培。

【采收加工】 5月采挖鳞茎,晾干,不宜用手搓。

【性状鉴别】 本品呈扁球形,高0.5～1.5厘米。表面类白色,光滑。外层鳞叶2瓣,月牙形,肥厚,大小相近而紧靠。顶端平展而开裂,基部钝圆,内有较大的鳞叶及残茎、心芽各1枚。质硬而脆,断面白色,粉性。本品常混作青贝,应注意鉴别。伊犁贝母呈圆锥形,较大,表面稍粗糙,淡黄白色。外层鳞叶心脏形,肥大,一片较大,或近等大,抱合。顶端稍尖,少有开裂,基部微凹陷。

【性味功能】 味苦、甘,性微寒。有止咳化痰,润肺，清热散结的功能。

【炮　　制】　取原材料，除去杂质，洗净，取出，润软，切薄片。

【主治用法】　用于肺热咳嗽，痰郁胸闷，咳喘，支气管炎，肺结核，瘰疬，痈肿疮毒，黄疸，淋巴结结核。用量3～9克。

【现代研究】

1. 化学成分　本品含西贝素，西贝素3β－D－葡萄糖甙、贝母辛碱、新贝素甲、西贝素N～氧化物、环贝母碱、3－葡萄糖基－11－去氧芥芬胺、西贝母碱、伊贝辛、11－去氧－6氧代－5α，6－二氢芥芬胺等成分。

2. 药理作用　本品具有降压作用和解痉作用。

【应　　用】

1. 急、慢性支气管炎：伊贝母、黄芩、苏叶、杏仁、桔梗、五味子。水煎服。

2. 百日咳：伊贝母、青黛各1.5克，白果、生石膏各3克，朱砂0.9克，水煎服。

3. 慢性虚劳咳嗽：伊贝母、桑叶、杏仁、菊花、牛蒡子。水煎服。

# §　甘肃贝母（川贝母）

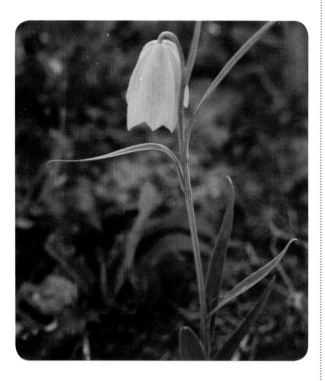

【基　　源】　川贝母为百合科植物甘肃贝母的干燥鳞茎。

【原植物】　别名：岷贝鳞茎细小，圆锥形或心脏形。茎下部叶对生，披针形至线形，先端钝；中部叶渐为互生、对生或3叶轮生，多成线形，先端不弯曲。花钟形，浅黄色，下垂，有黑紫色斑点，花丝具乳头状突起，花柱柱头裂片1毫米以下。蒴果，花期6～7月，果期8月。

【生境分布】　生于海拔2800～4500米的草地上。分布于四川、青海等省。

【采收加工】　采收季节因地而异；一般在7～9月采挖。挖出后，洗净泥沙及须根，晒干或微火烘干。

【性状鉴别】　本品呈类扁球形，高0.4～1.4厘米，直径0.4～1.6厘米。外层鳞叶2瓣，大小相近，相对抱合，顶部开裂，内有心芽和小鳞叶2～3枚及细圆柱形的残茎。气微，味微苦。

【性味功能】　味甘、苦，性微寒。有清热润肺，化痰止咳，软坚散结的功能。

【炮　　制】　拣去杂质，用水稍泡，捞出，闷润，剥去心，晒干。

【主治用法】　用于虚劳咳嗽，肺燥咳嗽，肺虚久咳，吐痰咯血，心胸郁结，肺痿，肺痈，瘿瘤，瘰疬，喉痹，乳痈，急、慢性支气管炎。用量3～9克。反乌头、草乌。

【现代研究】

1. 化学成分　本品含有岷贝素甲，岷贝素乙。

2. 药理作用　本品具有镇咳、祛痰、抗溃疡、抗菌作用，并有抑制中枢神经系统作用和降血压作用。

【应　　用】
同川贝母。

# §　暗紫贝母（川贝母）

【基　　源】　川贝母为百合科植物暗紫贝母的干燥鳞茎。

【原植物】　别名：松贝母、乌花贝母。多年生草本。茎直立，绿色或深紫色。茎最下部叶对生，中部叶为互生或近于对生，无柄；叶片线形或线状披针形，先端渐尖。花单生于茎端，暗紫色，微有黄褐色小方格，叶状苞片1，先端不卷曲，花被片6，花柱柱头裂片1毫米以下。

【生境分布】　生于海拔3200～4500米的草地上。分布于四川、青海等省。

【采收加工】 采收季节因地而异；一般在 7 ～ 9 月采挖。挖出后，洗净泥沙及须根，晒干或微火烘干。

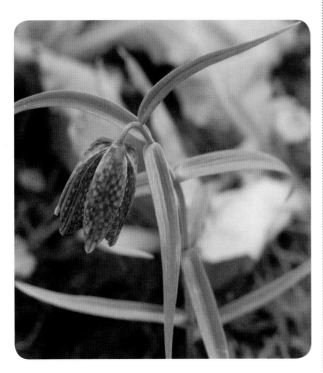

【性状鉴别】 本品呈类圆锥形或近球形，高 0.3 ～ 0.8 厘米，直径 0.3 ～ 0.9 厘米。表面类白色。外层鳞叶 2 瓣，大小悬殊，大瓣紧抱小瓣，未抱部分呈新月形，习称怀中抱月；顶部闭合，内有类圆柱形、顶端稍尖的心芽和小鳞叶 1 ～ 2 枚；先端钝圆或稍尖，底部平，微凹入，中心有 1 灰褐色的鳞茎盘，偶有残厚须根。质根而脆，断面白色，富粉性。气微，味微苦。

【性味功能】 味甘、苦，性微寒。有清热润肺，化痰止咳，软坚散结的功能。

【炮 制】 拣去杂质，用水稍泡，捞出，闷润，剥去心，晒干。

【主治用法】 用于虚劳咳嗽，肺燥咳嗽，肺虚久咳，吐痰咯血，心胸郁结，肺痿，肺痈，瘿瘤，瘰疬，喉痹，乳痈，急、慢性支气管炎。用量 3 ～ 9 克。反乌头、草乌。

【现代研究】

1. 化学成分 本品含生物碱：松贝辛，松贝甲素；还含蔗糖，硬脂酸，棕榈酸，β－谷甾醇等成分。

2. 药理作用 本品具有镇咳、祛痰、抗溃疡、抗菌作用，并有抑制中枢神经系统作用，能解痉和降血压。

【应 用】

同川贝母。

# 9 平贝母

【基 源】 本品为百合科植物平贝母的鳞茎。

【原 植 物】 多年生草本。鳞茎扁圆形，由 2 ～ 3 瓣鳞片组成，基部簇生须根。基生叶轮生或对生，上中部叶常互生，线形，先端不卷曲或稍卷曲。花 1 ～ 3 朵，顶花有叶状苞片 4 ～ 6，先端极卷曲；花被钟状，紫色，有浅色小方格，先端钝，蜜腺窝在背面明显凸起；雄蕊 6，比花被片短，微有毛，柱头 3 深裂。蒴果宽倒卵形，有圆棱。花期 5 ～ 6 月。果期 6 ～ 7 月。

【生境分布】 生于林缘、灌丛及草甸。有栽培。分布于东北等地。

【采收加工】 5 ～ 6 月挖取鳞茎，拌上草木灰烘干，后筛去木灰。

【性状鉴别】 本品外形扁球状，形如算盘珠，高 0.5 ～ 1 厘米，直径 0.6 ～ 2 厘米。表面乳白色或淡黄白色，外层有鳞叶两瓣，肥厚饱满，大小相近或一片较大，互相抱合，顶端微平或微凹入，稍开裂。中央鳞片小，质坚实而脆，富粉性。

【性味功能】 味微苦，性微寒。有清肺，化痰，止咳的功能。

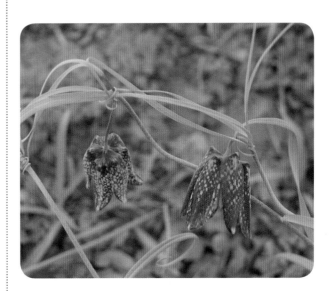

【炮 制】 拣去杂质，用水稍泡，捞出，闷润，剥去心，晒干。

【主治用法】 用于肺热咳嗽，痰多胸闷，咳痰带血，肺炎，急、慢性支气管炎，瘿瘤，喉痹，乳痈等。用量 5 ～ 10 克。

【现代研究】

1. 化学成分　本品含西贝母碱－3β－D－葡萄糖甙，贝母辛碱，西贝母碱，平贝碱甲，平贝碱乙，平贝碱丙及平贝碱贰等成分。

2. 药理作用　本品具有抗溃疡作用祛痰和降血压作用。

【应　　用】

1. 慢性支气管炎，百日咳：平贝，研末，蜜冲服。

2. 黄褐斑：平贝、白芨、白附子。水煎服。

3. 乳腺炎：平贝、金银花、菊花、蒲公英，水煎服。

4. 颈淋巴结核，慢性淋巴结炎：平贝18克，夏枯草、生地、玄参各15克，生牡蛎30克。水煎服。

# 6 浙贝母

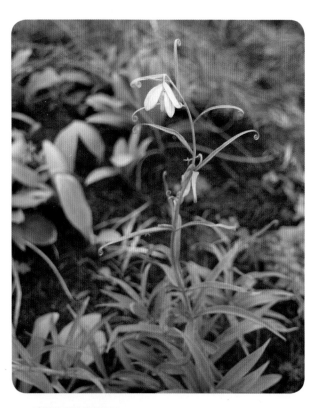

【基　　源】　本品为百合科植物浙贝母的鳞茎。

【原植物】　别名：大贝、象贝、珠贝，浙贝多年生草木。鳞茎扁球形，2～3片肉质鳞叶对合而成。茎单一，直立，绿色或稍带紫色。茎下部叶对生，中部叶3～5片轮生，上部叶互生，无柄，叶披针形至线状披针形，先端卷须状。花钟状，黄绿色，内有紫色斑纹，顶生4叶状苞片，其余苞片2，先端卷曲。花6数。蒴果卵圆形，有

6条较宽纵翅，成熟时室背开裂。种子扁平。花期3～4月，果期4～5月。

【生境分布】　生于林下较阴处或山坡草丛中。分布于江苏、安徽、浙江、湖南等省。浙江有大量栽培。

【采收加工】　立夏前后植株枯萎时采挖，大者分成两瓣，除去心芽，称"大贝"；小者不分瓣，不去心芽，称"珠贝"。分别放入木桶内，撞擦表皮，晒干或烘干；或取鳞茎，大小不分，除去心芽，切成厚片，干燥，称"浙贝片"。

【性状鉴别】　本品为鳞茎外层的单瓣鳞片。一面凸出，一面凹入，呈元宝状，瓣长约1.7～4厘米，厚7～17毫米。表面白色，或带淡黄色，被有白色粉末，质硬而脆，易折断，断面不齐，白色或淡黄色，富粉性。气微，味苦。

【性味功能】　味苦，性寒。有清热润肺，化痰止咳，散结的功能。

【炮　　制】　拣去杂质，清水稍浸。捞出，润逐后切厚片，晒干。

【主治用法】　用于上呼吸道感染，咽喉肿痛，支气管炎，肺脓疡，肺热咳嗽，胸闷痰黏，胃、十二脂肠溃疡等症。用量4.5～9克。不宜与乌头类草药同用。

【现代研究】

1. 化学成分　本品含浙贝母碱、去氢浙贝母碱、贝母醇。此外还有四种含量极少的生物碱：贝母丁碱、贝毋芬碱、贝母辛碱和贝母替定碱。

2. 药理作用　本品具有镇咳、解痉、止痛作用和降压作用。

【应　　用】

同平贝母。

# 6 杜鹃兰（山慈菇）

【基　　源】　山慈菇为兰科植物杜鹃兰的假鳞茎。

【原植物】　多年生草本。假鳞茎卵球形，肉质。1～2片叶顶生，叶披针状长椭圆形，先端略尖，基部楔形，全缘。花茎直立，疏生3叶鞘，抱茎。总状花序疏生10～20朵花，花偏向一侧，紫红色；苞片薄膜质；花被片瓣状，顶端略开展，花下垂，绿色至红紫色；萼片及花瓣线状倒披针形，先端锐尖，唇瓣肥厚，基部稍膨大，先

138

本草纲目珍藏版

端3裂。蒴果长2～2.5厘米，下垂。花期6～8月。

【生境分布】 生于山沟阴湿处。分布于黄河流域至西南、华南等省区。

【采收加工】 5～6月挖取假球茎，除去茎叶、须根，洗净，晒干。

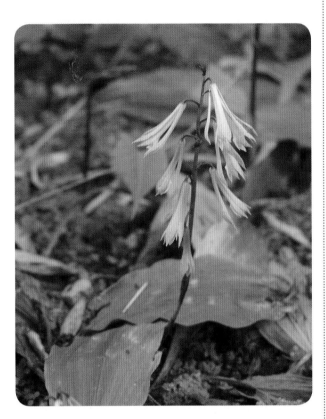

【性状鉴别】 本品呈不规则扁球形或圆锥形，顶端渐突起，基部有须根痕。长1.8～3厘米，膨大部直径1～2厘米。表面黄棕色或棕褐色，有纵皱纹或纵沟，中部有2～3条微突起的环节，节上有鳞片叶干枯腐烂后留下的丝状纤维。质坚硬，难折断，断面灰白色或黄白色，略呈角质。气微，味淡，带黏性。

【性味功能】 味甘、微辛，性寒；有小毒。有消肿，散结，化痰，解毒的功能。

【炮 制】 除去地上部分及泥沙，分开大小置沸水锅中蒸煮至透心，干燥，用时捣碎

【主治用法】 用于痈疽疔肿，瘰疬，喉痹肿痛，蛇虫叮咬，狂犬伤。用量3～6克，水煎服。

【现代研究】

1. 化学成分 本品含有菲类、苷类和简单芳香化合物及其苷类，糖类等。

2. 药理作用 本品具有抗肿瘤、抗血管生成活性、和降压、抗菌作用和毒蕈碱M-3受体阻断作用，且有对酪氨酸酶的激活作用，能明显促进小鼠外周血细胞回升及增强骨髓造血功能。

【应 用】

1. 毒蛇咬伤，痈肿疔毒，疔肿：山慈菇9克。醋研捣烂敷患处。

2. 食道癌：山慈菇、夏枯草、急性子、半枝莲、莪术。水煎服。

# 6 独蒜兰（山慈姑）

【基 源】 山慈姑为兰科植物独蒜兰的干燥假鳞茎。

【原植物】 别名：金扣子、一粒珠、扁叶兰。草本。假鳞茎狭卵形或长颈瓶状，顶生一叶，叶落后有一杯状齿环。叶和花同时出现，叶片椭圆状披针形，顶端稍钝或渐尖，基部收缩成柄，抱花亭，花一朵，顶生，苞片矩圆形，花淡紫色或粉红色，萼片狭披针形，花瓣几为条形，急尖，唇瓣扩大，基部楔形，不明显3裂。蒴果长圆形。

【生境分布】 生于山坡林下阴湿处。分布于甘肃、陕西、山西至长江以南各省区。

【采收加工】 夏季挖取其假鳞茎，除去茎叶，抖净泥土、晒干。有的地区在秋季花谢后采挖，洗净泥沙，置沸水锅上蒸至透心，取出摊开晒干或烘干。

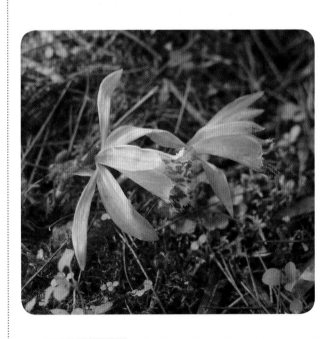

【性状鉴别】 本品呈圆锥形，瓶颈状或不规则团

块，直径1～2厘米，高1.5～2.5厘米。顶端渐尖，尖端断头处呈盘状，基部膨大且圆平，中央凹入，有1～2条环节，多偏向一侧。撞击外皮者表面黄白色，带表皮者浅棕色，光滑，有不规则皱纹。断面浅黄色，角质半透明。

【性味功能】　味甘微辛，性寒；有小毒。有消肿，散结，化痰，解毒的功能。

【炮　制】　除去地上部分及泥沙，分开大小置沸水锅中蒸煮至透心，干燥，用时捣碎。

【主治用法】　用于痈疽疔肿，瘰疬，喉痹肿痛，蛇虫叮咬，狂犬伤。用量3～6克，水煎服。

【现代研究】

1. 化学成分　二氢菲类和联苄类化合物，主要是秋水仙碱、粘液质、葡配甘露聚糖及甘露糖等

2. 药理作用　本品具有抗肿瘤、抗血管生成活性、和降压、抗菌作用和毒覃碱M-3受体阻断作用，且有对酪氨酸酶的激活作用，能明显促进小鼠外周血细胞回升及增强骨髓造血功能。

【应　用】

1. 毒蛇咬伤，痈肿疔毒，疖肿：山慈菇9克。醋研捣烂敷患处。

2. 食道癌：山慈菇、夏枯草、急性子、半枝莲、莪术。水煎服。

# 6  石蒜

【基　源】　本品为石蒜科植物石蒜的鳞茎。

【原植物】　别名：红花石蒜、独蒜。多年生草本。鳞茎肥厚，椭圆形至近球形，外被紫褐色膜质鳞茎皮，内有10～20层白色肉质鳞片。基生叶花后生出，条形或带形，肉质，先端钝，全缘，上面青绿色，下面粉绿色。花茎单生，伞形花序顶生，具花4～6朵；总苞片2，干膜质；花两性，鲜红色或具白色边缘；花数6，花被筒极短，喉部有鳞片，边缘皱缩，向外反卷。蒴果背裂，种子多数。花期9～10月。果期10～11月。

【生境分布】　生于阴湿山坡、河岸草丛。分布于全国大部分省区。

【采收加工】　秋后采挖鳞茎，洗净，鲜用或晒干。

【性状鉴别】　本品鳞茎呈广椭圆形或类球形，长4～5厘米，直径2.5～4厘米，顶端残留叶基，长约3厘米，基部生多数白色须根。表面有2～3层暗棕色干枯膜质鳞

片包被，内有10～20层白色富粘性的肉质鳞片，生于短缩的鳞茎盘上，中央有黄白色的芽。气特异而微带刺激性，味极苦。

【性味功能】　味辛，性平，有小毒。有消肿，解毒，催吐，杀虫，祛痰，利尿的功能。

【主治用法】　用于咽喉肿痛，痈肿疮毒，水肿，小便不利，咳嗽痰喘，食物中毒，淋巴结核，风湿关节痛等症。用量1.5～3克，外用适量，敷患处。

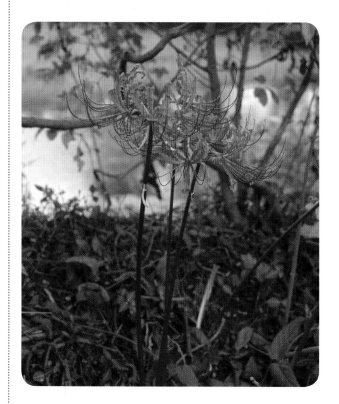

【现代研究】

1. 化学成分　本品含有果糖，葡萄糖，伪石蒜碱，去甲雨石蒜碱，去甲高石蒜碱，石蒜碱，高石蒜碱，雨石蒜碱，石蒜伦碱，多花水仙碱，石蒜胺，又含对一羟基苯乙酸，雪花莲胺碱，小星蒜，条纹碱，石蒜西定醇，石蒜西定等成分。

2. 药理作用　本品具有镇痛、降压、兴奋子宫和肠管平滑肌作用，并有对抗过敏性休克作用，且能降低血糖、抗癌、抗病毒和镇静。

【应　用】

1. 胸膜炎：石蒜、蓖麻仁各适量，捣烂，外敷患处。

2. 痈疽疮疖：石蒜50克，酒糟18克，捣烂外敷。

3. 风湿性关节炎：石蒜、生姜、葱各适量，共捣烂，外敷患处。

# g 水仙

【基　　源】　为石蒜科植物水仙的鳞茎。

【原 植 物】　多年生草本。鳞茎卵圆形，有多数白色须根。叶基生，扁平直立，质厚，带形，先端钝圆，全缘，上面粉绿色。花茎扁平，约与叶等长；佛焰苞膜质，管状；花茎由叶丛中生出，高与叶约等长，扁平，花5～8朵，排成伞形花序，芳香；花被高脚蝶状，下部管状，3棱，顶端6裂，倒卵形，扩展而向外反，白色；副花冠浅杯状，淡黄色，不皱缩。蒴果室背开裂。花期冬季。果期次年4～5月。

【生境分布】　生于潮湿地方，多栽于花圃中。分布于福建、江苏、广东、贵州、四川等省区。

【性状鉴别】　本品呈圆形，或微呈锥形，直径约4～5厘米，单一或数个伴生。表面被1～2层棕褐色膜质外皮，除去后内心为多数相互包裹的黄白色瓣片（鳞叶），层层包合，割皮后遇水，有粘液渗出。鳞片内有数个叶芽和花芽。鳞茎盘下有数10条细长圆柱形根。气微，味微苦。

【采收加工】　春、秋季采挖，洗净泥沙，用开水烫后，切片晒干或鲜用。

【性味功能】　味苦、辛，性寒。有毒。有清热解毒，散结消肿的功能。

【炮　　制】　洗去泥沙，开水烫后，切片晒干或鲜用。

【主治用法】　用于腮腺炎，痈疖疔毒初起红肿热痛，百虫咬伤，鱼骨硬。本品对乳腺炎有较好效果。

【现代研究】

1. 化学成分　本品含有伪石蒜碱、石蒜碱、多花水仙碱、漳州水仙碱、雪花莲胺、石蒜胺碱等多种生物碱，尚含淀粉，鳞及蛋白质。

2. 药理作用　本品具有抗病毒作用和抗肿瘤、抗癌作用。

【应　　用】

水仙对多种肿瘤有效，因毒性大，不宜内服，多作外用，临床可试用于体表性肿瘤，如皮肤癌、骨癌、乳腺癌等，鲜品捣敷或煎水洗局部。

141

# g 白茅（白茅根）

【基　　源】　白茅根为禾本科植物白茅的根茎。

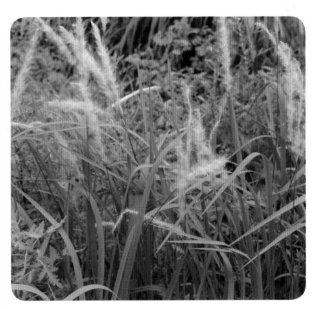

【原 植 物】　别名：茅根、白茅花。多年生草本。根状茎横走，白色，具节，有甜味。秆直立，节上有白色柔毛，边缘和鞘口具纤毛，叶线形或线状披针形。顶生圆锥花序紧缩呈穗状，基部有白色细柔毛；稃膜质；雄蕊2；柱头羽毛状。颖果椭圆形，暗褐色，果序生白色长柔毛。花期5～6月。果期6～7月。

【生境分布】　生于向阳山坡、荒地或路旁。分布于全国各地。

【采收加工】　春、秋季采挖，洗净泥沙，晒干或鲜用。

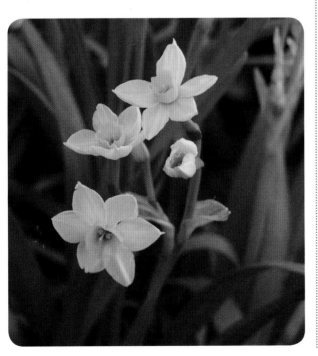

【性状鉴别】　本品根茎呈长圆柱形，表面黄白色或淡黄色，微有光泽，具纵皱纹，节明显，稍突起，节间长短不等。体轻，质略脆，断面皮部白色，多有裂隙，放射状排列，中柱淡黄色，易与皮部剥离。无臭，味微甜。

【性味功能】　味甘，性寒。有清热利尿，凉血止血，生津止渴的功能。

【炮　　制】　干茅根：拣净杂质，洗净，微润，切段，晒干，簸净碎屑。茅根炭：取茅根段，置锅内用武火炒至黑色，喷洒清水，取出，晒干。

【主治用法】　用于热病烦渴，肺热咳嗽，胃热哕逆，衄血，咯血，吐血，尿血，热淋，水肿，黄疸，小便不利。用量 10～20 克；鲜品 30～60 克。水煎服，或捣汁。

【现代研究】

1. 化学成分　根茎含有三萜成分，如芦竹素、白茅素、羊齿烯醇、异乔木萜醇、无羁萜等。叶含乔木萜醇甲醚、异荭草素、异荭草素－7－0－葡萄糖甙等。此外，全草含5－羟色胺、木犀草定、薏苡素等。

2. 药理作用　本品水煎剂可降低出血、凝血时间，并可降低血管通透性。白茅根煎剂有利尿作用，对福氏、宋氏痢疾杆菌有抑制作用。

【应　　用】

1. 咯血、鼻衄：白茅根、生地、黑山栀、藕节。

2. 急性肾炎：白茅根、玉米须、漳柳头各 15 克，车前草、仙鹤草、鹰不泊各 9 克。水煎服。

3. 黄疸水肿：白茅根、赤小豆，水煎服。

4. 恶心呕吐：白茅根、葛根，水煎服。

# ❺ 龙胆

【基　　源】　本品为龙胆科植物龙胆的根和根茎。

【原植物】　别名：龙胆草、观音草。多年生草本。根茎短，簇生多数细长根，稍肉质，淡棕黄色。叶对生，稍抱茎，茎基部叶 2～3 对，甚小，鳞片状，中部叶较大，卵形或卵状披针形，叶缘及叶脉粗糙。花数朵簇生茎顶或上部叶腋；花萼钟形，先端 5 裂；花冠钟形，蓝色，5 裂，裂片卵形，先端尖，稀有 2 齿。蒴果长圆形，有短柄。花期 9～10 月。果期 10 月。

【生境分布】　生于山坡草丛或灌丛中。分布于全国大部分地区。

【采收加工】　秋季采挖，除去茎叶，晒干或切段晒干。

【性状鉴别】　本品呈不规则的块状，长 1～3 厘米，直径 0.3～1 厘米；表面暗灰棕色或深棕色，上端有茎痕或残留茎基，周围和下端着生多数细长的根。根圆柱形，略扭曲，长 10～20 厘米，直径 0.2～0.5 厘米；表面淡黄色或黄棕色，上部多有显著的横皱纹，下部较细，有纵皱纹及支根痕。质脆，易折断，断面略平坦，皮部黄白色或淡黄棕色，木部色较浅，呈点状环列；气微，味甚苦。

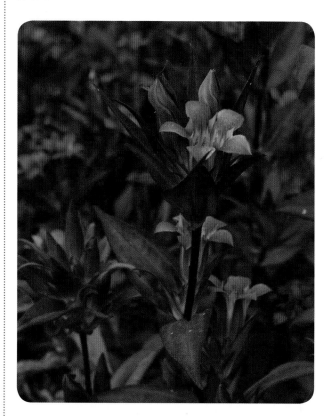

【性味功能】　味苦，性寒。有清肝火，除湿热，健胃的功能。

【炮　　制】　除去茎叶，洗净，干燥。

【主治用法】　用于目赤头疼，耳聋，胸胁疼痛，口苦，咽喉肿痛，惊痫抽搐，湿热疮毒，湿疹，阴肿，阴痒，小便淋痛，食欲不振，高血压，头晕耳鸣等症。用量 3～6 克。

【现代研究】

1. 化学成分　本品含有龙胆苦甙，并含龙胆碱和龙胆三糖，尚含当药苦甙和当药甙，龙胆黄素，另含龙胆糖、龙胆双糖和龙胆酸2，4－二羟基苯甲酸等成分。

2. 药理作用　本品具有抗菌、抗真菌、利胆保肝除黄疸和利尿作用，尚有镇痛和镇静和降压作用。

【应　　用】

1. 肝火上升眼红肿痛，阴部湿痒肿痛：龙胆2.5克，柴胡4.5克，栀子、黄芩、车前子各9克，水煎服。

2. 黄疸尿赤：龙胆3克，栀子、苦参各9克，水煎服。

3. 小儿高热惊风：龙胆2.5克，黄连1.5克，僵蚕、钩藤各9克，水煎服。

# § 华南龙胆

【基　　源】　龙胆科植物华南龙胆的干燥全草作紫花地丁入药。

【原植物】　别名：广地丁、地丁、龙胆地丁。多年生草本，根稍肉质，肥大，茎直立或斜升；基生叶莲座状，紫红色，茎生叶疏离，远短于节间，椭圆形或椭圆状披针形，花萼裂片直立或开展，披针形或线状披针形。花单生于茎顶，合瓣花蓝紫色。花果期2～9月。

【生境分布】　生于路边、林缘、草地、荒地。分布于广东、广西。

【采收加工】　春、秋二季采收，除去杂质，晒干。

【性状鉴别】　本品多皱缩成不规则团块状，根部土黄色。用热水浸软摊开观察，茎自基部丛生，紫红色，枝端有淡紫色或淡土黄绿色的钟状花。叶对生，完整者长圆形或长椭圆形，叶柄短或无；近基部的叶密集，较大，上部的叶稀疏，较小。质较脆，易碎。有青草气，味稍苦。

【性味功能】　味辛苦、性寒。有清热解毒、凉血消肿的功能。

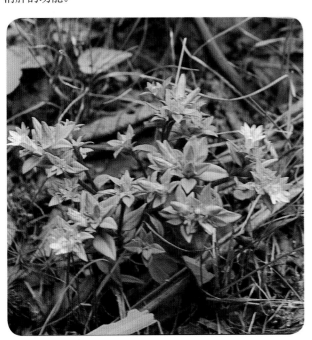

【炮　　制】　全草采收，洗净，晒干。

【主治用法】　用于疔疮肿毒，痈疽发背，黄疸，丹毒，毒蛇咬伤，泌尿系感染。用量15～30克。外用适量。

【现代研究】

1. 化学成分　本品含有黄酮类、甙类、多醣类等成分。

2. 药理作用　本品具有抗流感、抑菌等作用，临床组方结合运用于流感，痢疾，感染等。

【应　　用】

1. 痈肿疔毒：华南龙胆、夏枯草各15克，金银花24克，黄芩9克。水煎服。

2. 腮腺炎：华南龙胆(鲜)6克，白矾6克，骨碎补(鲜)30克，木香3克。水煎服。捣烂敷患处，每日换一次。

3. 毒蛇咬伤：鲜华南龙胆，捣烂敷患处。

# § 条叶龙胆

【基　　源】　龙胆为龙胆科植物条叶龙胆的根或全草。

【原植物】　别名：东北龙胆、山龙胆、水龙胆。全株绿色，叶披针形或线状披针形，边缘反卷，全缘；花1～3朵顶生，或生于茎上部的叶腋，花蓝紫色，花萼裂片短于萼管，花冠裂片三角形，先端尖，裂片间褶呈短小三角形，具不规则的细齿。种子具翅。花期8～9月，果期9～10月。

【生境分布】　生于向阳山坡。分布于江苏、浙江及东北等地区。

【采收加工】　春秋采挖根及根茎，晒干。全草夏秋采收，晒干。

【性状鉴别】　本品根茎呈不规则块状，长1～3厘米，直径0.3～1厘米，表面暗灰棕色或深棕色，上端有茎痕或残留茎基，周围和下端着生多数细长的根；根圆柱形，略扭曲，长10～20厘米，直径0.2～0.5厘米；表面淡黄色或黄棕色，上部多有显著的横皱纹，下部较细，有纵皱纹及支根痕。质脆，易折断。断面略平坦，皮部黄白色或淡黄棕色，木质部色较淡，中心有数个筋脉点(维管束)。

【性味功能】　味苦，性寒。有清肝炎，除湿热，健胃的功能。

【炮　　制】　挖根，除去地上残茎，洗净泥土，晒干。

【主治用法】 用于目赤头晕，耳聋耳肿，胁痛口苦，咽喉肿痛，惊痫抽搐，湿热疮毒，湿疹，阴肿，小便淋痛，食欲不振。用量2.5～4.5克。

【现代研究】

1. 化学成分 本品含有龙胆苦甙、当药苦甙、当药甙，此外，尚含龙胆碱及龙胆三糖。

2. 药理作用 本品具有抗菌、抗真菌、利胆保肝除黄疸和利尿作用。

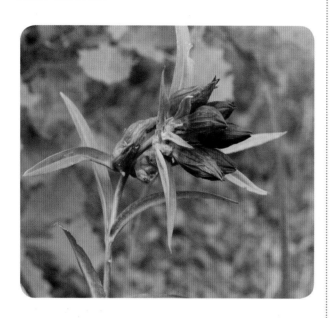

【应 用】

1. 石膏样癣菌变性：龙胆适量，水煎，洗后敷患处。

2. 急性肝炎，膀胱炎，尿道炎，急性眼结膜炎：龙胆、栀子、黄芩、泽泻、木通各9克，柴胡、当归、车前子各6克，生地18克，甘草3克。水煎服。

3. 目赤肿痛：龙胆6克，生地15克，黄芩、菊花、栀子各9克，水煎服。

4. 高血压：龙胆6克，黄芩、钩藤各15克，夏枯草18克，菊花9克。水煎服。

#  坚龙胆（龙胆）

【基 源】 龙胆为龙胆科植物坚龙胆的根或全草。

【原植物】 别名：滇龙胆、川龙胆、青鱼胆、苦草、小秦艽。多年生草本，高15～25厘米，根状茎极短，近棕黄色，干时较坚硬，易折断。茎草质，常带紫棕

色。叶革质，倒卵形至倒卵状披针形，先端圆或钝，基部渐窄下延成叶柄，全缘光滑；茎上部叶不呈总苞状，主脉三出。聚伞花序顶生或腋生，紫红色，花冠裂片先端急尖，裂片间褶不等边三角形。种子不具翅，有蜂窝状网隙。

【生境分布】 生于向阳山坡。分布于湖南、广西、贵州、四川、云南等省区。

【采收加工】 春秋采挖根及根茎。晒干，或切段后晒干。或采全草，晒干。

【性状鉴别】 本品呈不规则的结节状。顶端有木质茎杆，下端着生若干条根，粗细不一；表面棕红色，多纵皱纹。质坚脆．角质样。折断面中央有黄色木心；味极苦。

【性味功能】 味苦，性寒。有清肝炎，除湿热，健胃的功能。

【炮 制】 除去杂质，洗净，润透，切段，干燥。

【主治用法】 用于目赤头晕，耳聋耳肿，胁痛口苦，咽喉肿痛，惊痫抽搐，湿热疮毒，湿疹，阴肿，小便淋痛，食欲不振。用量2.5～4.5克。

【现代研究】

1. 化学成分 本品含龙胆苦甙，龙胆碱，龙胆糖。龙胆的茎、叶及花中也含龙胆苦甙，含量较低。

2. 药理作用 本品具有抗菌、抗真菌、利胆保肝除黄疸和利尿作用，临床亦可治疗黄疸肝炎。

【应 用】
同条叶龙胆。

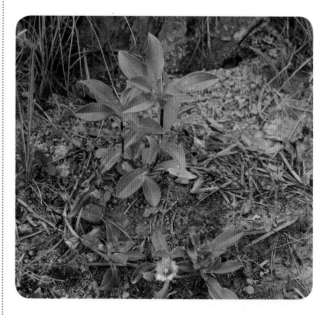

# § 鳞叶龙胆

【基　源】　龙胆科植物鳞叶龙胆的干燥全草作紫花地丁入药。

【原植物】　一年生草本，茎自基部多分枝，茎黄绿色或紫红色；枝铺散或斜升，基生叶花期枯萎。合瓣花蓝紫色。花萼裂片外反，叶状，整齐，卵圆形，或卵形花冠仅稍伸出花萼外。种子黑褐色。花果期4～9月。

【生境分布】　生于路边、林缘、草地、荒地。分布于四川。

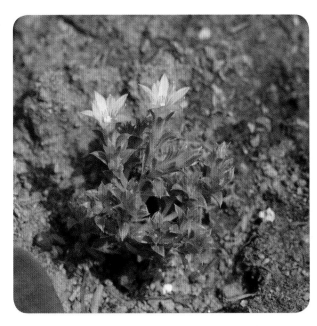

【采收加工】　春、秋二季采收，除去杂质，晒干。

【性状鉴别】　本品全草卷曲。根细小，棕色。茎纤细，近四棱形，多分枝；表面灰黄色或黄绿色，密被短腺毛。质脆，易折断，断面黄色。叶对生，基部合生成筒而抱茎；脱落或破碎，完整叶片呈倒卵形或倒披针形，边缘软骨质，先端反卷，具芒刺，表面黄绿色或灰绿色。质脆，易碎。单花顶生；花萼管状钟形，5裂，裂片卵形；花冠管状钟形，裂片5，卵形，先端锐尖，褶三角形；淡蓝色。气微，味微苦。

【性味功能】　味辛、苦，性寒。有清热解毒，凉血消肿的功能。

【炮　制】　洗净泥土，晒干。

【主治用法】　用于疔疮肿毒，痈疽发背，黄疸，丹毒，毒蛇咬伤，泌尿系感染。用量15～30克。

【现代研究】

1. 化学成分　暂无。

2. 药理作用　本品具有抗炎抗菌作用和保肝作用，临床上常用治黄疸。

【应　用】

1. 丹毒、疮痒：鳞叶龙胆15克，水煎，洗敷患外。

2. 化脓性感染、淋巴结核：鳞叶龙胆、蒲公英、半边莲各15克。水煎，药渣外敷。

3. 跌打损伤：鳞叶龙胆、捣烂外敷。

# § 细辛

145

【基　源】　本品为马兜铃科植物细辛的全草。

【原植物】　别名：华细辛、白细辛、盆草细辛、金盆草。多年生草本植物。根状茎较长，节间距离均匀。叶顶端渐尖，叶下面仅脉上有毛或被疏毛，花被片直立或平展，不反折。花期5月，果期6月。

【生境分布】　生于林下阴湿处。分布于河南、山东、安徽、浙江、江西、湖北、陕西、四川等省区。

【采收加工】　9月中旬挖出全草，去掉泥土，至于通风处阴干。不宜日晒和水洗。

【性状鉴别】　与北细辛相似，惟根茎长5～20厘米，直径0.1～0.2厘米，节间长0.2～1厘米。基生叶1～2，叶片较薄，心形，先端渐尖。花被裂片开展。果实近球形。气味较弱。

【性味功能】　味辛，性温。有祛风散寒，通窍止痛，温肺化痰的功能。

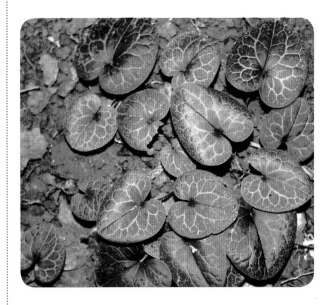

【炮　制】　细辛：将原药拣去杂质，筛去泥土，切段，晾干。蜜炙细辛：取炼蜜用适量水稀释后，倒入细辛片，拌炒至蜜汁吸尽，取出，放凉。本品宜随炒随用。每100克细辛片，用炼蜜25克。

【主治用法】　用于风寒感冒、头痛、牙痛、鼻塞鼻渊，风湿痹痛，痰饮喘咳。用量1～3克。外用适量。反藜芦。

【现代研究】

1. 化学成分　本品主要含挥油，油中的成分有α-蒎烯、樟烯、β-蒎烯、月桂烯，香桧烯、柠檬烯、异松油烯、龙脑等，还含有黄樟醚、甲基丁香油酚、细辛醚、细辛素等。

2. 药理作用　同北细辛。

【应　用】

1. 慢性支气管炎、支气管扩张有清稀痰液的咳嗽：细辛、干姜、五味子。水煎服。

2. 外感风寒，鼻塞多涕，咽部有涎：细辛、防风、荆芥、桂枝、生姜。水煎服。

3. 胃热引起的牙痛：细辛，石膏。水煎服。

4. 口舌生疮，口腔炎：细辛、黄连。水煎服。

# 9　北细辛（细辛）

【基　源】　细辛为马兜铃科植物北细辛的全草。

【原植物】　别名：辽细辛、烟袋锅花。多年生草本。根状茎横走，顶端分枝，下生多数细长根，手捻有辛香。叶2～3生于基部，卵状心形或近肾形，先端圆钝或急尖，基部心型，两侧圆耳状，有疏短毛。芽苞叶近圆形。花单一，由两叶间抽出，花紫棕色；花梗长3～5厘米，开花时在近花被管处呈直角弯曲，果期直立；花被管壶状杯形或半球形，喉部稍缢缩。蒴果浆果状，半球形，不开裂。种子多数，椭圆状船形，有硬壳，灰褐色，背面凸，腹面的边缘常向内卷呈槽状，具黑色肉质假种皮。花期5月，果期6月。

【生境分布】　生于林下阴湿处、山沟腐植质厚的湿润肥沃土壤。分布于黑龙江、吉林、辽宁等省。辽宁有人工栽培。

【采收加工】　9月中旬挖出全草，阴干。不宜日晒和水洗。

【性状鉴别】　根茎横生呈不规则圆柱形，具短分枝；表面灰棕色，粗糙，具环形节，分枝顶端有碗状的茎痕。根细长，密生节上，表面灰黄色，平滑或具纵皱纹，质脆易折断，断面黄白色，基生叶1～3，具长柄，表面光滑，叶片多破碎，完整者心形至肾状心形，长4～10厘米，全缘，先端短尖或钝，基部心形。表面淡绿色。有的可见花果，花多皱缩，钟形，暗紫色，花被裂片反卷与花被筒几乎全部相贴。果实半球形。气辛香，味辛辣、麻舌。

【性味功能】　味辛，性温。有祛风散寒，通窍止痛，温肺化痰的功能。

【炮　制】　细辛：将原药拣去杂质，筛去泥土，切段，晾干。蜜炙细辛：取炼蜜用适量水稀释后，倒入细辛片，拌炒至蜜汁吸尽，取出，放凉。本品宜随炒随用。每100克细辛片，用炼蜜25克。

【主治用法】　用于风寒感冒、头痛、牙痛、鼻塞鼻渊，风湿痹痛，痰饮喘咳。用量1～3克。外用适量。反藜芦。

【现代研究】

1. 化学成分　全草含挥发油，油中主要成分为甲基丁香酚，其他尚有黄樟醚，优香芹酮，β-蒎烯，α-蒎烯，榄香素，细辛醚等多种成分。

2. 药理作用　本品有麻醉、抗惊厥作用；有镇痛、解热、降温、降压、强心作用；有抑制平滑肌、改善肾功能、免疫调节作用；有抗炎、抗过敏和抗细菌以及致畸致突变、致癌等作用。

【应　用】

同细辛。

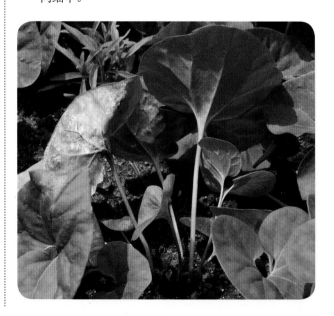

# ♌ 杜衡

【基　源】　本品为马兜铃科植物杜衡的全草。

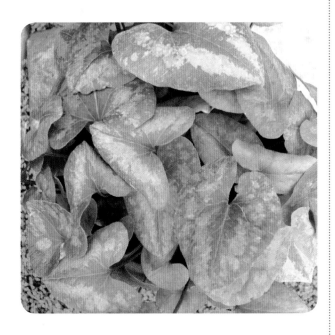

【原 植 物】　别名：土细辛、马蹄香。多年生草本，根茎短。叶柄长3～15厘米；芽胞叶肾状心形或倒卵形，边缘有睫毛；叶片阔心形至肾状心形，长和宽各为3～8厘米，先端钝或圆，基部心形，上面深绿色，中脉两旁有白色云斑，脉上及其近缘有短毛，下面浅绿色。花暗紫色；花梗长1～2厘米；花被管钟状或圆筒状，长1～1.5厘米，直径8～10毫米，喉部不缢缩，喉孔直径4～6毫米，膜环极窄，宽不足1毫米，内壁具明显格状网眼，花被裂片直立，卵形，平滑，无乳突皱褶；药隔稍伸出；子房半下位，花柱离生，先端2浅裂。柱头卵状，侧生。花期4～5月。

【生境分布】　生长于阴湿有腐殖质的林下或草丛中。分布于江苏、浙江、安徽、江西、湖南等省。

【采收加工】　春夏季采挖收集全草，洗去泥土，晒干。

【药材性状】　根茎呈不规则圆柱形，长约2厘米，直径1.5～2厘米，表面淡棕色或淡黄棕色，有多数环形的节，顶端残留皱缩的叶柄或叶片，下部着生多数须根。根细圆柱形，弯曲，长约7厘米，直径1～2毫米，表面灰白色至淡棕色，具细纵皱，质脆易断，断面平坦，类白色。气芳香，味辛辣。

【炮　制】　原药拣去杂质，拍去泥屑，用水洗净，稍润后切断，晒干。

【性味功能】　味辛，性温。有散风寒解表，除痹，化痰的功能。

【主治用法】　用于风寒感冒，痰饮喘咳，水肿，风湿，跌打损伤，头疼，龋齿痛，痧气腹痛。3～6克，水煎服。

【现代研究】

1. 化学成分　主要成分为黄樟醚及少量丁香油酚。

2. 药理作用　黄樟醚有麻痹作用，能使动物的呼吸中枢麻痹。长时间给猫及家畜以少量，则引起和磷中毒样的肝、肾脂肪变性；对犬给予0.75克则发生呕吐，犬的致死量，皮下注射或内服均为1/1000克。

【应　用】

1. 风寒头痛，伤风伤寒，头痛、发热初觉者：杜衡为末，每服一钱，热酒调下，少顷饮热茶一碗，催之出汗。

2. 蛀齿疼痛：杜衡鲜叶捻烂，塞入蛀孔中。

3. 哮喘：杜衡焙干研为细末，每服二、三钱。如正发时，用淡醋调下，少时吐出痰涎为效。

# ♌ 徐长卿

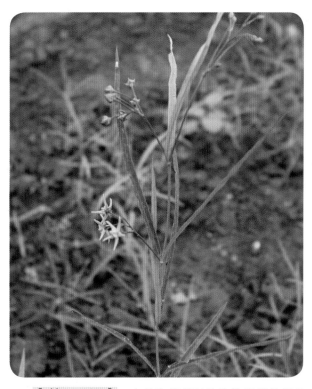

【基　源】　本品为萝藦科植物徐长卿的根及根茎。

147

【原植物】　别名：老君须、寮刀竹、竹叶细辛、一枝香。多年生草本。根，生多数须状根。叶对生，线状披针形，先端渐尖，基部渐窄，叶缘外卷，有睫毛，聚伞花序圆锥形，近顶生腋生，有花10余朵；花冠深5裂，淡黄绿色；副花冠裂片5，黄色；果单生披针形，种子长圆形，顶端有白色长绒毛。花期6～7月，果期9～10月。

【生境分布】　生于山坡草丛、林缘、沟旁。分布于全国大部分省区。

【采收加工】　夏秋季采挖根茎，晒干；全草扎成小把，晒干。

【性状鉴别】　干燥的全草，茎呈细圆柱状，表面灰绿色，基部略带淡紫色，具细纵条纹。质稍脆，折断面纤维性。叶纸质，灰绿色，往往纵向卷折，主脉下面突出，呈淡黄色，茎下部的叶多脱落；干燥根茎短而弯曲，长0.5～3.5厘米，深黄褐色，表面具疣状突起的根痕，有时有线状环节。根细长，多数而丛生，直径约1毫米，表面深灰褐色。质脆易断，断面较平，粉质。气香，味微辛。

【性味功能】　味辛，性温。有祛风化湿，行气通络，解毒消肿，止痛止痒的功能。

【炮　　制】　根茎及根，洗净晒干；全草晒至半干，扎把阴干。

【主治用法】　用于风湿痹痛，胃痛胀满，牙痛，经痛，腰痛，毒蛇咬伤，跌打损伤；用量3～12克，不易久煎。外用于神经性皮炎，荨麻疹，带状疱疹等症。外用适量，鲜品捣烂或干品研粉敷患处。

【现代研究】

1．化学成分　本品含牡丹酚，且含有有与肉珊瑚甙元、去酰牛皮泊甙元、茸毛牛奶藤甙元和去酰萝藦甙元极为相似的物质以及醋酸、桂皮酸等。根含黄酮甙、糖类、氨基酸、牡丹酚等成分。

2．药理作用　本品具有降压、抗菌作用和降血脂镇静镇痛作用，并能舒缓平滑肌，在临床上课增加冠状动脉血流量，改善心肌代谢，从而缓解心肌缺血症状。

【应　　用】

1．动脉粥样硬化，高血脂：徐长卿、何首乌。水煎服。

2．再生障碍性贫血：徐长卿、茜草、阿胶。水煎服。

3．单纯型慢性气管炎：徐长卿。水煎服。

4．毒蛇咬伤多种皮肤病：鲜徐长卿，捣烂敷患处。

附注：部分地区用徐长卿的全草入药。

148

# 9　白薇

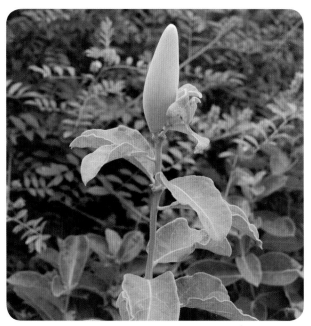

【基　　源】　本品为萝科植物白薇的根及根茎。

【原植物】　别名：蘑直立白薇、老鸹瓢根、白马尾。多年生草本，有香气，具白色乳汁。根茎短，下端色，不分枝，密生灰白色短毛。叶对生，卵形或卵状长圆形，全缘，被白色绒毛。花多数，在茎顶叶腋密集成伞形聚伞花序，花暗紫色。果单生，角状长椭圆形。种子多数，卵圆形，有狭翅，种毛白色。花期5～7月。果期8～10月。

【生境分布】　生于荒坡草丛或林缘。分布于吉林、辽宁、河北、山东、河南、陕西、山西及长江以南。

【采收加工】　春、秋季采挖根部，除去地上部分，洗净泥土，晒干。

【性状鉴别】　本品根茎粗短，有结节，多弯曲。上面有圆形的茎痕，下面及两侧簇生多数细长的根，根长10～25厘米，直径0.1～0.2厘米。表面棕黄色。质脆，易折断，断面皮部黄白色，木部黄色。气微，味微苦。

【性味功能】　味苦、咸，性寒。有清热凉血，利尿，解毒的功能。

【炮　　制】　除去杂质，洗净，润透，切段、干燥。

【主治用法】　用于温邪伤营发热，阴虚发热，骨蒸劳热，产后血虚发热，热淋，血淋，痈疽肿毒。用量4.5～9克。

【现代研究】

1. 化学成分 白薇根中含直立白薇苷、白前苷，还含有白前苷元和直立白薇新苷；蔓生白薇根中含有蔓生白薇苷、蔓生白薇新苷和白前苷。

2. 药理作用 白薇水提物有一定的退热作用；对肺炎球菌也有一定的抑制作用；另外还具有抗炎和强心的作用。

【应 用】

1. 产后体虚发热，热淋：白薇、党参各9克，当归15克，甘草6克。水煎服。

2. 温病后期有潮热，骨蒸劳热，阴虚低热：白薇、生地、青蒿。水煎服。

3. 体虚低烧，夜眠出汗：白薇、地骨皮各12克。水煎服。

4. 尿道感染：白薇15克，车前草50克。水煎服。

5. 火眼：白薇50克。水煎服。

# § 蔓生白薇

【基 源】 白薇为萝藦科植物蔓生白薇的根及根茎。

【原植物】 别名：蔓白薇、变色白薇、白马尾。多年生草本。茎上部缠绕，下部直立。植株体不具有白色乳汁。根茎短，下端簇生多数细长条状根。叶对生，具短柄，卵圆形，先端渐尖，基部圆形，地较薄；花较小，初开时黄绿色，后渐变为黑紫色。副花冠小形，较蕊柱短。

【生境分布】 生于山地灌木丛中。分布于辽宁、河北、山西、山东、安徽、河南等省。

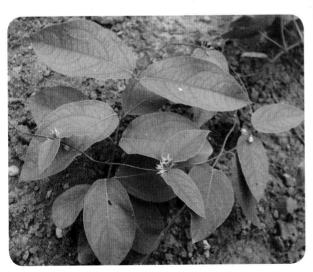

【采收加工】 春、秋季采挖根部，除去地上部分，洗净泥土，晒干。

【性状鉴别】 本品干燥根茎类圆柱形，略横向弯曲，呈结节状；表面灰棕色至棕色；质坚脆，易折断，断面略平坦，类白色。根呈细长圆柱状，有时弯曲或卷曲，丛生于根茎上，形如马尾，表面黄棕色，有细纵皱。质脆，易折断。断面略平坦，类白色至浅黄棕色，皮部发达，木部很小。气微弱，味苦。

【性味功能】 味苦、咸，性寒。有清热凉血，利尿通淋，解毒疗疮的功能。

【炮 制】 拣净杂质，除去茎苗，洗净，稍浸，润透，切段，晒干。

【主治用法】 用于温邪伤营发热，阴虚发热，骨蒸劳热，产后血虚发热，热淋，血淋，痈疽肿毒。用量4.5～9克。

【现代研究】

1. 化学成分 本品根含白薇素、挥发油、强心式。

2. 药理作用 本品能加强心肌收缩，同时有解毒、利尿、抗菌等作用。

【应 用】

1. 热病后期低热不退，骨蒸劳热，阴虚低热，颧红：白薇、黄花蒿、地骨皮、生地黄、枇杷叶各9克。水煎服。

2. 产后血虚发热，热淋：白薇、黄芪各15克，当归3克。水煎服。

# § 芫花叶白前（白前）

【基 源】 白前为萝藦科植物芫花叶白前的根状茎及根。

【原植物】 直立矮灌木，高达50厘米；茎具二列柔毛。叶对生，革质，椭圆形或长圆状披针形，先端急尖或钝圆，基部楔形或圆形，全缘，伞形聚伞花序腋生，有花十余朵；花萼5深裂，内面基部有5腺体；花冠黄色或白色，幅状；副花冠浅杯，裂片5，肉质，果单生，纺锤状，先端渐尖，基部窄种子卵状披针形，种毛白色。花期5～1月，果期7～11月。

【生境分布】 生于溪滩、江边砂碛处。分布于江苏、安徽、浙江、福建、江西、湖北、湖南、广西、广东、四川、贵州、云南等省区，其中以浙江产量最大。

【采收加工】 秋季采集，切段晒干；或将带根全草洗净后直接晒干。

【性状鉴别】　本品根茎较短小或略呈块状；表面灰绿色或灰黄色，节间长1～2厘米。质较硬。根稍弯曲，直径约1毫米，分枝少。

【性味功能】　味辛、甘，性平。有清肺化痰，止咳平喘的功能。

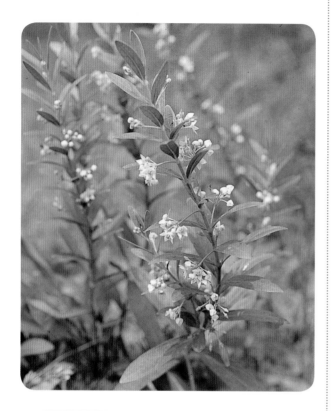

【炮　制】　白前：除去杂质，洗净，润透，切段，干燥。

蜜白前：取净白前，照蜜炙法炒至不粘手。

【主治用法】　用于感冒咳嗽，支气管炎，气喘，水肿，小便不利，喘咳痰多。用量5～10克；外用适量，鲜草捣烂敷患处。

【现代研究】

1. 化学成分　芫花叶白前根中含有白前皂甙A～K，白前皂甙元A和B，白前新皂甙A和B及白前二糖。

2. 药理作用　皂甙有祛痰作用。

【应　用】

1. 咳嗽哮喘，支气管炎，喉痒：白前、紫苏、紫菀、百部各9克，甘草6克。水煎服。

2. 久咳喉中作声不得眠，喘咳痰多：白前，焙捣为末，温酒服。

# 9　柳叶白前（白前）

【基　源】　白前为萝藦科植物柳叶白前的根状茎及根或全草。

【原植物】　别名：竹叶白前、草白前、鹅管白前。多年生草本。根茎细长，中空。叶对生，稍革质，线状披针形，先端渐尖，基部渐狭，全缘。聚伞花序腋生，有花3～8朵。花萼5深裂，具腺体；花冠辐状，5深裂，紫红色，内面有长柔毛，副花冠裂片杯状。果狭披针形，种子顶端具白色丝状绒毛。花期5～8月，果期9～10月。

【生境分布】　生于山谷湿地、溪边。分布于江苏、安徽、浙江、江西、福建、湖南、湖北、广东、广西、四川等省区。

【采收加工】　秋季采挖，切段晒干。如除去须根，留用根茎则为鹅管白前。带根全草为草白前。

【性状鉴别】　本品呈细长圆柱形，有分枝，稍弯曲，长4～15厘米，直径1.5～4厘米。表面黄白色或黄棕色，节明显，节间长1.5～4.5厘米。顶端有残茎。质脆，断面中空，习称"鹅管白前"节处簇生纤细弯曲的根，长可达10厘米，直径不及1毫米，有多次分枝呈毛须状，常盘曲成团。气微，味微甜。

【性味功能】　味辛、甘，性平。有清肺化痰，止咳平喘的功能。

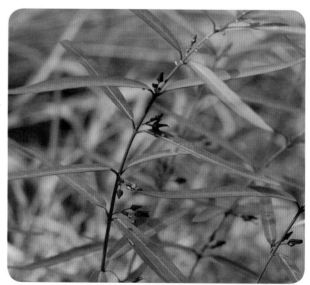

【炮　制】　同芫花叶白前。

【主治用法】　用于感冒咳嗽，支气管炎，气喘，水肿，小便不利，喘咳痰多。用量5～10克；外用适量，

150

鲜草捣烂敷患处。

【现代研究】

1. 化学成分　柳叶白前根茎中含有 β－谷甾醇、高级脂肪酸和华北白前醇。

2. 药理作用　皂甙有祛痰作用。

【应　用】

1. 咳嗽哮喘，支气管炎，喉痒：白前、紫苏、紫菀、百部各9克，甘草6克。水煎服。

2. 久咳喉中作声不得眠，喘咳痰多：白前，焙捣为末，温酒服。

# § 鬼督邮

【基　源】　本品为金粟兰科植物银线草的全草。

【原植物】　别名：银线草、独摇草、鬼都邮、四大天王。多年生草本。高20～50厘米。根茎横走，有节，生多数细长须根，具特殊毛味；茎直立，通常不分枝，下部节上对生2鳞状叶。叶对生，通常4片生于茎顶，成假轮生；叶柄长8～18毫米；叶片宽椭圆形或倒卵形，长8～14厘米，宽5～8厘米，先端急尖，基部宽楔形，边缘具锐锯齿，齿尖有一腺体，上面深绿色，下面色淡，网脉明显。穗状花序顶生，单一，连总花梗长3～5厘米；苞片三角形或近半圆形；花小，白色；雄蕊3，药隔着生于子房上部外侧，基部连合；中央药隔无花药，两侧药隔各有1个1室的花药；药隔线形，长约5毫米；子房卵形，无花柱，柱头截平。核果梨形，径约2毫米。花期4～5月，果期5～7月。

【生境分布】　生长于山林阴湿处。分布于辽宁、河北、陕西、湖南、安徽、浙江、福建、广西等地。

【采收加工】　春、夏间采收，洗净，阴干。

【性状鉴别】　根茎节间较疏，表面暗绿色。根须状，细长圆柱形，稍弯曲，长5～20厘米，直径0.1～1.55毫米；表面土黄色或灰白色，平滑。质脆易折断，断面较平整，皮部灰白色，木部黄白色，皮部发达，易与木部分离。气微香，味微苦。

【性味功能】　味辛、苦，性温；有毒。有燥湿化痰，活血化瘀，祛风止痒，消肿止痛的功能。

【主治用法】　用于风寒咳嗽，妇女经闭，风痒，跌打，痈肿疮疖。内服：煎汤，用量15～30克；或浸酒。

外用：捣敷。

【应　用】

1. 跌打外伤：鲜银线草叶一握，洗净，加红酒捣烂，搓擦或敷伤处。

2. 蛇咬伤：鲜银线草叶3～5片，加些雄黄捣烂，贴在伤处。

3. 痈肿疮疖：银线草10克，水煎服。

4. 乳结：四叶金、芦根各适量，加红糖捣敷患处。

5. 皮肤瘙痒证：银线草适量，煎水洗。

【注意】　孕妇禁用。多服会引起呕吐，大量服用导致肝脏出血。

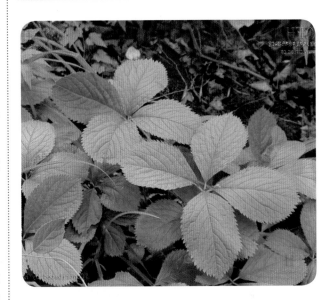

# § 朱砂根

【基　源】　本品为紫金牛科植物朱砂根的根。

【原植物】　常绿灌木；根状茎肉质柔软，微红色，断面有小血点。单中叶互生，革质或坚纸质，狭椭圆形，先端钝尖，基部楔形，边缘有圆齿，具腺点。伞形花序顶生，花小，淡紫白色有深色腺点，花5数；子房上位。核果球形，红色，有稀疏黑腺点，有宿存花萼和细长花柱。花期5～7月，果期9～12月。

【生境分布】　生于林下或灌丛中。分布于长江以南各等省区。

【采收加工】　秋季采挖，切碎，晒干。

【性状鉴别】　干燥根，多分枝，呈细圆柱状，略弯曲，长短不一，直径4～10毫米。表面暗紫色或暗棕色，有纵向皱纹及须根痕。质坚硬，断面木部与皮部易分离，皮部发达，约占断面 1/2，淡紫色，木部淡黄色。

【性味功能】 味苦、辛，性平。有清热解毒，消肿止痛，活血散瘀，祛风除湿的功能。

【炮　　制】

1. 净制：除去杂质，洗净。

2. 切制：洗净，切碎，晒干。

【主治用法】 用于咽喉肿痛，白喉，扁桃腺炎，淋巴节炎，跌打损伤，风湿痹痛等症。外用于外伤肿痛，毒蛇咬伤。

【现代研究】

1. 化学成分　本品根含三萜皂甙，如朱砂根甙，朱砂根新甙 A、B，百两金皂甙 A、B。还含岩白菜素及其衍生物：11－O－没食子酰基岩白菜素、11－O－丁香酰基岩白菜素、β－谷甾醇等。

2. 药理作用　本品煎剂试管内对金黄色葡萄球菌、大肠杆菌、绿脓杆菌有轻度的抑制作用。其醇提取物有抗早孕作用。

【应　　用】

1. 痢疾：朱砂根 300 克，凤尾草、旱莲草、爵床各 15 克。

2. 肾炎：朱砂根、爵床各 30 克，大蓟根、bian 蓄各 15 克。

3. 扁桃体炎，咽喉肿痛：朱砂根、爵床、卤地菊各 30 克，水煎服。

4. 跌打损伤：朱砂根 30 克，马鞭草 15 克，乌药 9 克，水煎服。

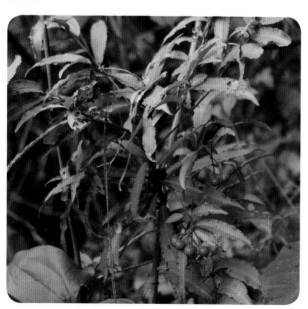

# § 九管血（朱砂根）

【基　　源】 朱砂根为紫金牛科植物九管血的干燥根。

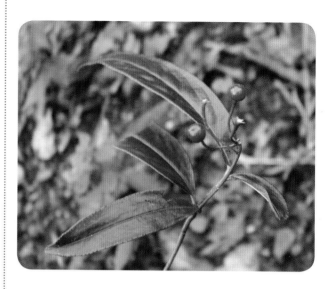

【原植物】 别名：矮茎朱砂根、血党、矮八爪金龙、开喉箭。常绿小灌木，根状茎葡匐，根肉质，淡紫棕色，有侧根。光滑无毛。单叶互生，梢部叶密集；叶坚纸质，长椭圆形，两端钝尖，全缘或边缘微波状，网脉顶端有小腺点。伞形或伞房花序腋生，花淡红色；花 5 数；萼片卵形或披针形，急尖，有黑腺点；花冠钟状，裂片卵形，有黑腺点；雄蕊披针形，稍短于花冠裂片，着生于冠喉部，药背面有黑腺点；雌蕊与花冠裂片长几相同。核果球形，紫黑色，有疏散黑腺点，萼宿存。

【生境分布】 生于山坡林下阴湿处。分布于福建、台湾、江西、湖南、湖北、广西、广东、四川、贵州、云南等地。

【采收加工】 秋、冬采挖根部，晒干。

【性味功能】 味苦、涩，性寒。有清热利咽，活血消肿的功能。

【主治用法】 用于咽喉肿痛，痈肿疮疡，毒蛇咬伤，风湿关节疼痛，跌打损伤。用量 9～15 克。

【应　　用】
同朱砂根。

# § 紫金牛

【基　　源】本品为紫金牛科植物紫金牛的全株。

【原植物】 常绿小灌木。单叶互生，近革质，常成对或3～7片集生于茎端，窄椭圆形以至宽椭圆形，两端尖，边缘具尖锯齿，上面亮绿色，下面淡绿色，两面中脉有微毛，腋生短总状花序；萼片5；花冠辐状展开，先端5裂，青白色，有赤色小点。花期夏季。

【生境分布】 生于林下或林缘。分布于全国大部分省区。

【采收加工】 四季均可采集，晒干。

【性状鉴别】 本品茎单一，圆柱形，径约2毫米，表面紫褐色，有细条纹，具有短腺毛。叶互生，通常3～4叶集生于茎梢，呈轮生状；叶柄长5～10毫米，密被短腺毛；无托叶；叶片椭圆形，长3.5～7厘米，宽1.5～3厘米，先端短尖，边缘具细锯齿，基部楔形，上面绿色，有光泽，下面淡紫色，老时带革质，除叶的中肋疏生细柔毛外，全体光滑。

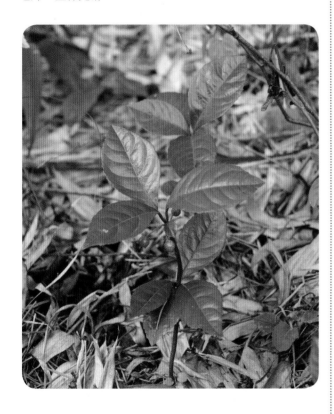

【性味功能】 味苦，性平。有止咳化痰，祛风解毒、活血功能。

【炮　　制】 洗净，晒干。

【主治用法】 用于支气管炎，大叶性肺炎，小儿肺炎，肺结核，肝炎，痢疾，急性肾炎，尿路感染，痛经，跌打损伤，风湿筋骨酸痛。用量15～60克，外用适量。

【现代研究】

1. 化学成分 本品含挥发油：岩白菜素，还含有2－羟基－5－甲氧基－3－十五烯基苯醌等化合物及三萜类化合物，尚含叶槲皮甙、杨梅树皮甙和冬青萜醇等成分。

2. 药理作用 本品具有止咳、祛痰、平喘作用，并有抗病毒作用。

【应　　用】

1. 慢性支气管炎：紫金牛12克，胡颓子叶、鱼腥草各15克，桔梗6克。水煎服。

2. 小儿肺炎：紫金牛30克，枇杷叶7片，陈皮15克，旱莲草15克。水煎服。

3. 肺结核：紫金牛，菝葜，白马骨。水煎服。

4. 急性黄疸型肝炎：紫金牛30克，红糖适量，红枣10枚。水煎服。

# 9 拳参

【基　　源】 本品为蓼科植物拳参的干燥根茎。

【原植物】 别名：倒根草（东北、湖南、新疆）、虾参、回头参（山东）。多年生草本。根茎粗大，黑褐色，内部紫色，具残存叶柄及托叶鞘。基生叶披针形，先端锐尖，基部心形或截形，沿叶柄下延成翅；茎生叶披针形或线形。穗状花序顶生，花密集，圆柱形。花白色或粉红色。瘦果3棱形，红褐色，具光泽。花期6～7月，果期8～10月。

【生境分布】 生于山坡、草丛。分布于辽宁、河北、山西、山东、江苏、安徽、浙江、河南、湖南、甘肃、宁夏等省区。

【采收加工】 春初发芽时或秋季茎叶将枯萎时采挖，去须根，晒干。

【性状鉴别】 本品根茎扁圆柱形，弯曲成虾米状，长4～15厘米，直径1～2.5厘米。表面紫褐色或紫黑色，密具环状节痕、并有多数点状根痕。质硬脆，断面浅棕色至棕红色，有35～50个黄白色维管束细点排成断续环状。气微，味苦涩。

【性味功能】 味苦、涩，性微寒。有清热解毒，消肿，止血的功能。

【炮　　制】 除去杂质，洗净，略泡，润透，切薄片，干燥。

【主治用法】 用于肠炎，痢疾，肝炎，慢性气管炎，热泻，肺热咳嗽，痈肿，瘰疬，痔疮出血，子宫出血，口舌生疮,咽喉溃疡,吐血,衄血,毒蛇咬伤。用量4.5～9克。

【现代研究】

1. 化学成分　本品含鞣质、鞣花酸、没食子酸、儿茶酚等,尚含羟基甲基蒽醌、黄酮类。

2. 药理作用　本品有止血、消炎和抗菌等作用。

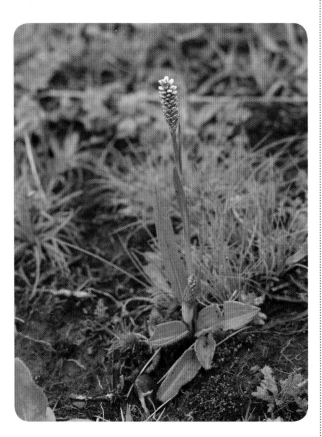

【应　　用】

1. 细菌性痢疾、肠炎:拳参30克。水煎服。

2. 外伤出血:拳参、明胶,制成"止血净",敷贴患处。

3. 毒蛇咬伤,疮疖痈毒肿痛:拳参9克。水煎服。另取鲜品捣烂外敷或干品研末,调敷患处。

4. 肺结核:拳参制成0.3克片剂,成人每次4～6片,小儿酌减。

#  金丝草

【基　　源】　本品为禾木科植物金丝草的全草。

【原植物】　多年生小草本,秆丛生,纤细,节明显,节上生白毛,少分枝。叶互生,排成2列;扁平,条状披针形,长先端尖,有微毛;叶鞘秃净,鞘口有毛。穗状花序从秆顶生出,柔弱而微弯曲,小穗成对,花乳白色,第二颖约长于第一颖,而第二外稃稍短于第一颖,颖片及外稃顶端延伸成细弱弯曲的芒,构成穗轴上密生金黄色的柔软长芒,形似猫尾。颖果长椭圆形。花期5～9月。

【生境分布】　生于河边、墙、山坡和旷野潮湿处。分布于浙江、江西、福建、台湾、湖南、广东,四川、云南等省。

【采收加工】　全年可采,洗净,晒干备用。

【性味功能】　味甘、淡,性寒。有清热解毒,解暑,利尿通淋,凉血的功能。

【主治用法】　用于感冒高热,中暑,尿路感染,肾炎水肿,黄疸型肝炎,糖尿病。用量15～30克,水煎服。

【应　　用】

1. 急性肾炎水肿:金丝草、车前草、地锦草、爵床(鲜品)各30克。水煎服。

2. 感冒:金丝草、桑叶、积雪草各30克。水煎服。

3. 尿路感染:金丝草、葫芦茶、白茅根、三颗针各30克,水煎服。

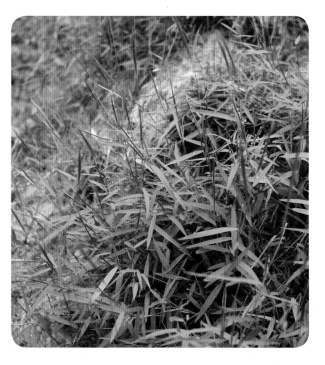

# 9  当归

【基　　源】　本品为伞形科植物当归的干燥根。

【原 植 物】　多年生草本，有特异香气。主根肥大肉质。叶互生，基部膨大鞘状抱茎；2～3回奇数羽状复叶，小叶3对，1～2回分裂。复伞形花序顶生，花5数，白色。双悬果椭圆形，果棱5条，背棱线形隆起，侧棱成翅，翅边缘淡紫色，背部扁平。花期7月，果期8～9月。

【生境分布】　生于海拔1800～2500米的高寒阴湿地方。栽培于甘肃、四川、云南、湖北、陕西、贵州等省区。

【采收加工】　秋末采挖根部，待水分稍蒸发后，捆成小把，用烟火慢慢熏干。当归不宜太阳晒。

【性状鉴别】　本品略呈圆柱形，下部有支根3～5条或更多。表面黄棕色至棕褐色，具纵皱纹及横长皮孔。根头（归头）具环纹，上端圆钝，有紫色或黄绿色的茎及叶鞘的残基；主根（归身）表面凹凸不平；支根（归尾）上粗下细，多扭曲，有少数须根痕。质柔韧，断面黄白色或淡黄棕色，皮部厚，有裂隙及多数棕色点状分泌腔，木部色较淡，形成层环黄棕色。有浓郁的香气，味甘、辛、微苦。

【性味功能】　味甘、辛，性温。有补血活血，调经止痛，润肠通便的功能。

【炮　　制】　当归：除去杂质，洗净，润透，切薄片，晒干或低温干燥。

酒当归：取净当归片，照酒炙法炒干。

【主治用法】　用于血虚萎黄，眩晕心悸，月经不调，经闭痛经，虚寒腹痛，肠燥便秘，风湿痹痛，跌扑损伤，痈疽疮疡。用量4.5～9克，水煎服。

【现代研究】

1. 化学成分　含藁本内酯、正丁烯酰内酯、阿魏酸、烟酸、蔗糖和多种氨基酸，以及倍半萜类化合物等。

2. 药理作用　当归挥发油能对抗肾上腺素－垂体后叶素或组织胺对子宫的兴奋作用；当归煎剂含挥发油可明显心脏收缩幅度和收缩频率。当归及其阿魏酸钠有明显的抗血酸作用。

【应　　用】

1. 心悸、健忘、失眠、心神不宁：当归6克，黄芪30克。水煎服。

2. 气血虚弱所致肠燥便秘：当归12克，牛膝6克，咸苁蓉9克，泽泻4.5克，升麻2.4克，枳壳3克。水煎服。

3. 产后腹痛：当归、生姜，加羊肉炖服。

4. 月经不调：当归、熟地、川芎、白芍。水煎服。

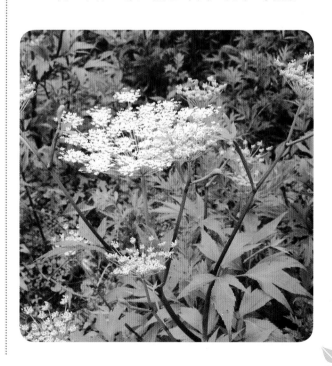

# § 川芎

【基　源】　本品为伞形科植物川芎的根茎。

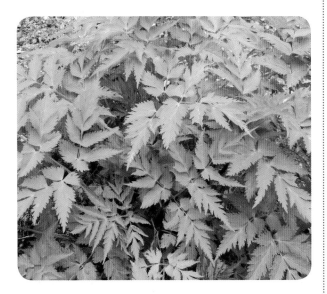

【原植物】　别名：芎穷、小叶川芎。多年生草本，有香气。茎中空，有纵沟纹，叶互生，叶裂片3～5对，未回裂片卵形。复伞形花序顶生，小伞序有花10～24，花瓣5。双悬果卵形，5棱，侧棱有窄翅，背棱棱槽中油管3，侧棱棱槽中油管2～5，合生面5。花期7～9月。果期9～10月。

【生境分布】　主要栽培于四川；现大部分地区有引种栽培。

【采收加工】　5～6月或8～9月采挖，晒干，去须根。不宜曝晒。

【性状鉴别】　本品为不规则结节状拳形团块，直径1.5～7厘米。表面黄褐色至黄棕色，粗糙皱缩，有多数平行隆起的轮节；顶端有类圆形凹窝状茎痕，下侧及轮节上有多数细小的瘤状根痕。质坚实，不易折断，断面黄白色或灰黄，具波状环纹形成层，全体散有黄棕色油点。香气浓郁而特残，味苦，辛，微回甜，有麻舌感。

【性味功能】　味辛、微苦，性温。有活血行气，祛风止痛的功能。

【炮　制】　除去杂质，分开大小，略泡，洗净，润透，切薄片，干燥。

【主治用法】　用于风寒感冒头痛，胸胁痛，月经不调，经闭腹痛，跌打损伤，疮疡肿毒，风湿痹痛等症。用量3～9克。

【现代研究】

1. 化学成分　本品含川芎嗪，黑麦草碱，藁本内酯，川芎萘呋内酯，3－亚丁基苯酞，3－亚丁基－7－羟基苯酞，新川芎内酯，洋川芎内酯B、C、D、E、F、G、H，大黄酚，β－谷甾醇，亚油酸，及蔗糖等成分。

2. 药理作用　本品具有抗菌、抗放射、镇痛、降压、镇静作用，还具有抗血小板聚集、血栓形成和血液粘滞度作用，并能增加冠脉血流量，改善心肌缺氧状况。

【应　用】

1. 感冒头痛：川芎、荆芥、甘草、白芷、防风等。水煎服。

2. 偏头痛：川芎、细辛、白芷、羌活、防风、僵蚕、胆南星、天麻。水煎服。

3. 月经不调：川芎、当归、熟地、白芍、红花。水煎服。

# § 蛇床（蛇床子）

【基　源】　蛇床子为伞形科物蛇床的干燥成熟果实。

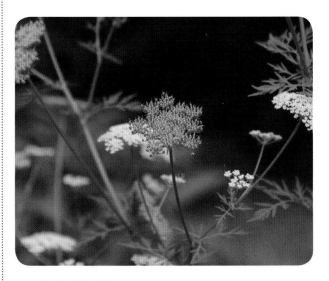

【原植物】　别名：野胡萝卜。一年生草本，基生叶有基部有短阔叶鞘，边缘膜质；上部叶成鞘状，卵形或卵状披针形，2～3回三出羽状全裂。复伞形花序顶生或侧生，花瓣5，白色，先端有内折小舌片；雄蕊5；子房下位。双悬果长圆状，横切面近五角形，主棱5，翅状。花期4～7月。果期7～10月。

【生境分布】　生于田边、草地及河边湿地。分布于华东、中南、西南、西北、华北、东北。

【采收加工】 夏、秋季果实成熟时采收，晒干，筛去灰屑。

【性状鉴别】 本品干燥果实椭圆形，由2分果合成，长约2毫米。直径约1毫米，灰黄色，顶端有2枚向外弯曲的宿存花柱基；分果背面略隆起，有突起的脊线5条，接台面平坦，有2条棕色略突起的纵线，其中有一条浅色的线状物。果皮松脆。种子细小，灰棕色，有油性。气香，味辛凉而有麻舌感。

【性味功能】 味辛、苦，性温，有小毒。有散寒，祛风，燥湿，温肾壮阳，杀虫，止痒的功能。

【炮　制】 拣去杂质，筛去泥抄，洗净，晒干。

【主治用法】 用于湿痹腰痛，寒湿带下，滴虫性阴道炎，阳痿，宫冷，外阴湿疹，皮肤瘙痒。用量3～9克。

【现代研究】

1. 化学成分　本品含挥发油，主要成分为蒎烯、莰烯、异成酸龙脑酯、异龙脑，又含甲氧基欧芹酚，蛇床明素，异虎耳草素，佛手柑内酯，蛇床定，异丁酰氧基二氢山芹醇乙酸酯、棕榈酸、β－谷甾醇、香柑内酯、异虎耳草素和花椒毒酚等成分。

2. 药理作用　本品具有抗滴虫作用，性激素样作用，且有平喘、祛痰、抗真菌、抗变态反应作用，还有抗心律失常、局部麻醉和抗诱变作用。

【应　用】

1. 婴儿湿疹，慢性湿疹，外阴瘙痒，皮癣 蛇床子60克，水煎洗。或蛇床子30克，轻粉9克，研末，调油外敷。

2. 阴道滴虫：蛇床子30克，白矾6克，紫苏叶30克。水煎外洗。

# 9 辽藁本（藁本）

【基　源】 藁本为伞形科植物辽藁本的干燥根茎及根。

【原植物】 辽藁本多年生草本，高20～80厘米。茎直立单一，中空，有纵纹，常带紫色。茎下部叶和中部叶有长柄，2～3回出羽状全裂，第一回裂片4～6对，最下部一对有长柄；第二回裂片常无柄，末回裂片卵形至菱状卵形，基部楔形，上面沿主脉有糙毛，下面光滑，边缘有缺刻状浅裂或牙齿。牙齿顶端有小尖头；茎上部叶较小，叶柄鞘状，2回三出羽状全裂。复伞形花序顶生或侧生，

白色。双悬果椭圆形，分生果背棱突起，侧棱狭翅状。花期7～9月，果期9～10月。

【生境分布】 生于山地、林缘、林下。分布于辽宁、吉林、内蒙古、河北、山西、山东等省区。

【采收加工】 秋季茎叶枯萎或次春出苗时采挖，除去泥沙，晒干。

【性状鉴别】 性状体形较小，根茎呈不规则的柱状或团块状，长2～10厘米，直径0.5～1.5厘米。根茎上的圆形孔眼不明显；有多数细长而弯曲的根。表面棕褐色或暗棕色，粗糙，有皱缩和沟纹。体轻，质较硬，易折断，断面黄色或黄白色，呈纤维状。气香，味苦辛、微麻。

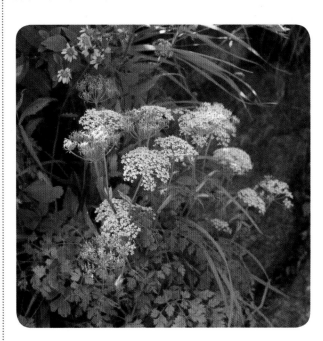

【性味功能】 味辛，性温。祛风，散寒，除湿，镇痛。

【炮　制】 除去残茎，拣净杂质，洗净，润透后切片晒干。

【主治用法】 用于风寒感冒，巅顶疼痛，风湿，肢节痹痛。用量3～9克。

【现代研究】

1. 化学成分　本品含挥发油，油中主要成分为3－丁基酚酞、蛇床酞内酯、甲基丁香酚等。

2. 药理作用　本品煎剂对多种致病性皮肤真菌有抑制作用。其挥发油成分对中枢神经有镇静镇痛、解热和抗炎作用；并有轻度的降压作用。

【应　用】

1. 神经性皮炎、疥癣：藁本，水煎服。

2. 头皮屑：藁本，研末调敷患处。

3. 风寒感冒头痛，胃痛：藁本复方，待查。

4. 胃痉挛、腹痛：藁本 15 克，苍术 9 克。水煎服。

#  蜘蛛香

【基　源】　本品为败酱科植物蜘蛛香的根茎和根。

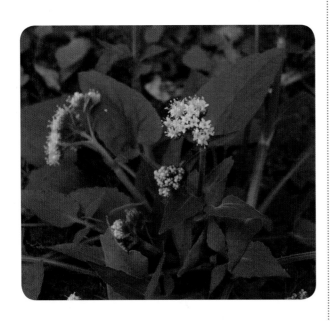

【原植物】　多年生草本，密被柔毛。根茎横走，肥厚，节间紧密，黄褐色，有特异气味。叶基生，卵状心形，先端短尖，基部心形或耳形，边缘锯齿或波状。茎生叶宽卵形或三出复叶状。圆锥状聚伞花序顶生，成伞房状；花小，花萼开花后展开成毛状；花冠管状，基端常有微突，先端 5 裂，白色或带紫色。瘦果长柱状，顶端有羽毛状宿萼。花期 4 ～ 5 月，果期 6 ～ 7 月。

【生境分布】　生于溪边、疏林或灌木林较潮湿处。分布于河南、湖北、四川、贵州、云南等省。陕西有栽培。

【采收加工】　野生品于秋冬采挖，栽培品于栽培第 3 ～ 4 年 10 ～ 11 月将全株挖起，剪去残叶，除去泥沙，晒干或晾干。

【性状鉴别】　本品根茎呈圆柱形，略扁稍弯曲，具分枝，长 2 ～ 7 厘米，直径 0.5 ～ 2 厘米；表面灰褐色或灰棕色，有紧密的环节及突起的上噗状根痕，有的顶端膨大，具茎叶残基，质坚不易折断，断面较平整，灰棕色，可见维管束断续排列成环。根多数，细稍弯曲。气特异，味微苦辛。

【性味功能】　味辛、微苦，性温。有消食健胃，理气止痛，消炎止泻，祛风除湿的功能。

【炮　制】　洗净，剪去须根，切片，晒干。

【主治用法】　用于脘腹胀痛、消化不良、腹泻、痢疾、风湿痹痛、腰膝酸软、失眠。用量 3 ～ 6 克。

【现代研究】

1. 化学成分　本品含有挥发性成分，主要为 α －蒎烯、柠檬烯、1，8 －桉叶素、对－聚伞花素、乙酸龙脑酯、龙脑、缬草三酯、缬草苦甙、蒙花甙等，尚含绿原酸和咖啡酸。

2. 药理作用　本品具有镇静、催眠，抗惊厥和一定的镇痛作用。

【应　用】

1. 毒疮：蜘蛛香磨醋，外擦患处。

2. 感冒：蜘蛛香 15 克，生姜 9 克。煨水服。

3. 风湿麻木：蜘蛛香 50 克。煨水服，并用药渣搽敷患处。

4. 跌打损伤，行血活血，筋骨痛，痨伤咳嗽：蜘蛛香 9 克。泡酒服。

#  杭白芷（白芷）

【基　源】　白芷为伞形科植物杭白芷的干燥根。

【原植物】　与白芷很相近，但植株矮小，通常高不超过 2 米，根圆锥形，长 10 ～ 20 厘米，直径 2 ～ 25 厘米，上部近方形，灰棕色，有多数较大皮孔样突起，排列成近四纵行，有 4 条棱脊。茎及叶鞘多为黄绿色；茎上部近方形，灰棕色，皮孔样突起大而突出。小总苞片长约 5 毫米；花黄绿色。花瓣窄卵形。

【生境分布】　浙江、福建、台湾、湖北、湖南、四川等省有栽培。

【采收加工】　夏、秋间叶黄时，采挖根部，除去地上部、须根，洗净泥沙，晒干或低温干燥。

【性状鉴别】　根圆锥形，上部近方形或类方形，表面灰棕色，有多数较大的皮孔样横向突起，长 0.5 ～ 1 厘米，排列成近 4 纵行，体形圆而具 4 条棱脊，顶端有凹陷茎痕，质硬而重，断面白色，粉性足，根上部的断面可见形成层近方形，皮部密布棕色油点，气芳香，味辛、微苦。

以身干、独枝、条粗壮、质硬、体重、粉性足、香气浓郁者为佳。

【性味功能】 味辛,性温。有祛风,祛寒,燥湿,通窍止痛,消肿排脓的功能。

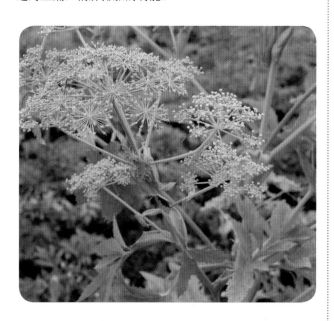

【炮 制】 除净残茎、须根及泥土(不用水洗),晒干或微火烘干。

【主治用法】 用于风寒感冒头痛,眉棱骨痛,鼻塞,鼻渊,牙痛,白带,疮疡肿痛。用量3～9克。水煎服。

【现代研究】

1. 化学成分 本品的根含欧前胡骨酯、异欧前胡内酯、氧化前胡素、白当归素、5-甲氧基-8-羟基补骨脂素、栓翅芹烯醇等多种香豆精类成分。还含谷甾醇、棕榈酸及钙、铜、铁、锌、锰、钼等多种元素。

2. 药理作用 同白芷。

【应 用】

1. 感冒头痛:白芷、羌活、防风。水煎服。

2. 鼻窦炎:白芷、辛夷、苍耳子。水煎服。

3. 烧伤、皮肤发痒、毒蛇咬伤,疮疖肿疼痛:白芷、紫草、忍冬藤各30克,虫白蜡21克。冰片,香油调涂,外敷。

4. 感冒风热,眉棱骨痛:白芷、黄芩(酒炒)。水煎服。

# 5 白芷

【基 源】 本品为伞形科植物白芷的干燥根。

【原植物】 别名:祁白芷、禹白芷。多年生草本,高1～2.5米。根粗大圆锥形,黄褐色,根头部钝四棱形或近圆形,具皱纹、支根痕及皮孔样的横向突起,顶端有凹陷茎痕。茎及叶鞘常带紫色。茎下部叶羽状分裂;中部2～3回羽状分裂;上部有膨大囊状鞘。复伞形花序;花瓣5,白色。双悬果长圆形至卵圆形,背棱扁、钝圆,侧棱翅状。花期7～9月。果期9～10月。

【生境分布】 生于丛林砾岩上。分布于东北、华北等省区。有栽培。

【采收加工】 夏、秋间叶黄时,采挖根部,除去地上部、须根,洗净泥沙,晒干或低温干燥。

【性状鉴别】 本品呈长圆锥形。表面灰棕色或黄棕色,根头部钝四棱形或正圆形,具纵皱纹,支根痕及皮孔样的横向突起,习称"疙瘩丁"。顶端有凹陷的茎痕。质坚实,断面白色或灰白色,粉性,形成层环棕色,近方形或近圆形,皮部散有多数棕色油室。木质部约占横切面的1/3。气芳香,味辛。

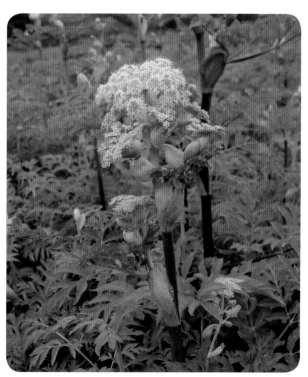

【性味功能】 味辛,性温。有祛风,祛寒,燥湿,通窍止痛,消肿排脓的功能。

【炮 制】 除净残茎、须根及泥土(不用水洗),晒干或微火烘干。

【主治用法】 用于风寒感冒头痛,眉棱骨痛,鼻塞,牙痛,白带,疮疡肿痛。用量3～9克。水煎服。

159

**【现代研究】**

1. 化学成分　全株含挥发油，油中成分有甲基环葵烷、1-十四碳烯、月桂酸乙酯，含挥发油。根含呋喃香豆素，主要为比克白芷素、比克白芷醚、氧化前胡素、欧前胡素、异欧前胡素等10种。果实含欧前胡素、珊瑚菜素。

2. 药理作用　本品有抗炎、镇痛和解热作用；降温，中枢兴奋，扩张冠状血管，扩张外周血管，抑制平滑肌、解痉、抗炎、抗细菌、抗真菌、致畸、致突变、致癌、致敏。

**【应　用】**

同杭白芷。

# 芍药（赤芍，白芍）

**【基　源】**　本品为毛茛科植物芍药的干燥根。

**【原植物】**　多年生草本。根圆柱形或纺锤形，黑褐色。三出复叶；全缘。花数朵，生于茎顶和叶腋，花瓣白色或粉红色；雄蕊多数，心皮4～5，无毛。果，顶端具喙。种子圆形，黑色。花期5～6月，果期9月。

**【生境分布】**　生于草地及林缘，或栽培。分布于我国大部分地区。

**【采收加工】**　春、秋季采挖，晒干。白芍：水煮后除去外皮晒干。

**【性状鉴别】**　本品干燥根呈圆柱形，两端粗细近于相等，稍弯曲。表面暗褐色或暗棕色，粗糙，有横向凸起的皮孔及根痕，具粗而深的纵皱纹，手搓之则外皮易脱落，显出白色或淡棕色的皮层。质硬而脆，易折断。断面平坦，粉白色或黄白色，皮层窄，呈类粉红色，中央髓部小，木质部射线明显，有时具有裂隙。气微香，味微苦涩。

**【性味功能】**　味苦、酸，性微寒。有清泄肝火，养血柔肝，散瘀活血，止痛的功能。白芍有平肝止痛，养血调经的功能。

**【炮　制】**　炒赤芍药：取赤芍药片置锅内炒至微有焦点为度，取出凉透。炒白芍：取净白芍片，锅内炒至微黄色。

**【主治用法】**　赤芍用于月经不调，瘀滞腹痛，痛经，经闭，痈肿疮毒，关节肿痛，胸胁疼痛，跌扑损伤等症。白芍用于头痛眩晕，胁痛，腹痛，四肢挛痛，血虚萎黄，自汗，盗汗。

**【现代研究】**

1. 化学成分　含有芍药苷、牡丹酚、芍药花苷，还含有芍药内酯、苯甲酸等。此外，还含有挥发油、脂肪油、树脂糖、淀粉、黏液质、蛋白质和三萜类成分。

2. 药理作用　本品能促进小鼠腹腔巨噬细胞的吞噬能力；有解痉、镇痛镇静、抗惊厥、抗炎、抗溃、抗菌和解热等作用。

**【应　用】**

1. 前列腺炎：赤芍、败酱草、蒲公英、桃仁、王不留行、丹参、泽兰、乳香、川楝子。水煎服。

2. 闭经；瘀血所致腰背疼痛、坠痛：赤芍、桃仁、红花、归尾。水煎服。

3. 冠心病心绞痛：赤芍、降香、川芎、红花各15克，丹参30克。水煎服。

4. 痛经：赤芍、乌药、香附各9克，当归12克，延胡索6克。水煎服。

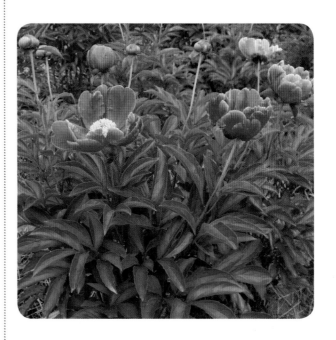

# 川芍药

**【基　源】**　赤芍为毛茛科植物川芍药的根。

**【原植物】**　别名：川赤芍、赤芍、条赤芍。多年生草本。根圆柱形，单一或有分枝。茎直立，圆柱形，稍带紫色，有纵棱。叶互生，2回三出复叶；小叶常2回深裂，小裂片条状披针形或披针形，先端尖，沿脉疏生短毛。花2～4朵顶生或腋生，萼片5，绿色；花瓣6～9，紫红色或粉红色，宽倒卵形，先端凹陷；蓇葖果2～5，密生黄色毛。花期6～7月。果期7～9月。

**【生境分布】**　生于山坡林缘或草坡中。分布于山西南部、陕西、甘肃、青海东部、四川西部等地区。

【采收加工】 春、秋季挖根，晒至半干，捆成小把，晒干。或刮去粗皮再晒干。

【性状鉴别】 本品干燥根呈圆柱形，两端粗细近于相等。表面暗褐色或暗棕色，粗糙，有横向凸起的皮孔及根痕，具粗而深的纵皱纹。质硬而脆，易折断。断面平坦，皮层窄，中央髓部小，木质部射线明显，有时具有裂隙。气微香，味微苦涩。以根条粗长，外皮易脱落，皱纹粗而深，断面白色，粉性大者为佳。

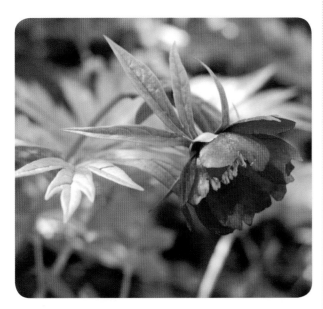

【性味功能】 味苦，性微寒。有活血散瘀，清热凉血的功能。

【炮　制】 赤芍药：拣去杂质，分开大小条，用水洗泡约七、八成透，捞出，晒晾，润至内外湿度均匀，切片，晒干。

炒赤芍药：取赤芍药片置锅内炒至微有焦点为度，取出凉透。

【主治用法】 用于胸肋疼痛，腹痛，痛经，经闭，热入营血，吐血，衄血，目赤，痈肿，跌打损伤等症。用量4.5～9克。不宜与藜芦同用。孕妇慎用。

【现代研究】

1. 化学成分　本品含芍药苷、芍药内酯苷、氧化芍药苷、苯甲酸、挥发油、脂肪油、粘液质等。

2. 药理作用　本品赤芍能扩张冠状动脉、抗心肌缺血，增加心肌耐缺氧能力；有镇痛、抗惊厥作用，还能保护肝损伤。另外还有抗菌、抗肿瘤的作用。

【应　用】

1. 月经不调，痛经，经闭：赤芍、当归、熟地黄、香附各9克，川芎3克。水煎服。

2. 痢疾腹痛：赤芍、黄芩各9克，甘草6克。水煎服。

3. 冠心病，急性脑血栓形成：赤芍9克。水煎服。

# 6 草芍药

【基　源】 赤芍为毛茛科植物草芍药的根。

【原植物】 多年生草本。根粗大，圆柱形或纺锤形，有分枝，红棕色。茎直立，基部有数个鞘状鳞片。叶互生；2回三出复叶，顶生小叶较大，倒卵形或椭圆形，先端短尖，基部楔形，侧生小叶片稍小，基部楔形。花单生于茎顶；萼片2～3，淡绿色或淡红色；花瓣6～8，粉红色。果长圆形，粗糙，成熟时开裂，外卷，果皮内面红紫色。花期5～6月。果期8～10月。

【生境分布】 生于阔叶林下及山沟中。分布于东北、华北、西北及安徽、湖北、湖南、云贵川等省区。

【采收加工】 秋季采挖，除去根茎、须根及支根，洗净泥土，晒至半干，大小分别捆把，再晒全干。

【性状鉴别】 本品呈圆柱形，稍弯曲，长5～40厘米，直径0.5～3厘米。表面棕褐色，粗糙，有纵沟及皱纹，并有须根痕及横向凸起的皮孔，有的外皮易脱落。质硬而脆，易折断，断面粉白色或粉红色，皮部窄，木部放射状纹理明显，有的有裂隙。气微香，味微苦、酸涩。

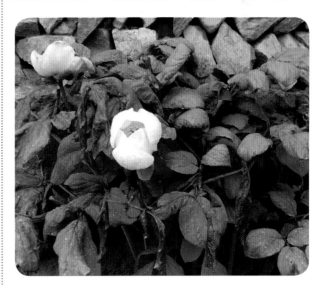

【性味功能】 味苦，性微寒。有活血散瘀，清热凉血的功能。

【炮　制】 除去杂质，分开大小，洗净，润透，

161

切厚片，干燥。

【主治用法】 用于胸胁疼痛，腹痛，月经不调，痛经，闭经，热入营血，衄血，吐血，血痢，目赤，痈肿，跌打损伤。用量3～12克，水煎服。忌与藜芦同用。

【现代研究】

1. 化学成分 本品含芍药甙、苯甲酸、葡萄糖等。

2. 药理作用 本品体外实验具抗癌活性；对平滑肌有松弛和解痉作用。此外，还有降压、镇痛、解热和抗菌作用。

【应　　用】

同川赤芍。

# ❺ 牡丹（丹皮）

【基　　源】 丹皮为毛茛科植物牡丹的干燥根皮。

【原 植 物】 灌木。2回3出复叶；顶生小叶宽卵形，3裂至中部；花单生枝顶，花瓣5，常为重瓣，玫瑰色、红紫色、粉红色至白色，雄蕊多数。杯状，紫红色；心皮5，密生柔毛，革质花盘全包住心皮。果，长圆形，密生黄褐色硬毛。花期5～6月。

【生境分布】 生于向阳坡及土壤肥沃处。大量栽培于山东、安徽、陕西、甘肃、四川、贵州、湖北、湖南等省区。

【采收加工】 秋季采挖根部，除去细根，剥取根皮，晒干。

【性状鉴别】 本品牡丹皮呈筒状或半筒状，有纵剖开的裂缝，略向内卷曲或张开。外表面灰褐色或黄褐色，有多数横长皮孔及细根痕，栓皮脱落处粉红色。内表面淡灰黄色或浅棕色，有明显的细纵纹，常见发亮的结晶。质硬而脆，易折断，断面较平坦，淡粉红色，粉性。气芳香，味微苦而涩。

【性味功能】 味苦、辛，性微寒。有清热凉血，活血散瘀，通经止痛的功能。

【炮　　制】 迅速洗净，润后切薄片，晒干。

【主治用法】 用于温毒发斑，吐血衄血，夜热早凉，无汗骨蒸，经闭痛经，痈肿疮毒，跌扑伤痛。用量6～12克。

【现代研究】

1. 化学成分 本品含牡丹酚、牡丹酚苷、芍药苷、羟基芍药苷、挥发油、苯甲酸等。根及叶均含没食子酸。茎枝中含黄酮苷。

2. 药理作用 牡丹皮有抗炎作用；有镇痛、镇静和解热等作用，还有降压、抗动脉硬化、护肝、利尿、降血糖，免疫调节及抗肿瘤等作用。

【应　　用】

1. 慢性肝炎：丹皮、山栀子各6克，柴胡、白芍、白术、茯苓各9克，当归12克，生姜1片。水煎服。

2. 高血压：丹皮6克，野菊花、佩兰各6克，银花藤、鸡血藤各18克，石决明30克。水煎服。

3. 妇女虚热：丹皮、栀子、川芎各6克，当归、白芍各9克，熟地12克。水煎服。

4. 虚劳发热：牡丹皮、地骨皮、知母各9克，赤芍6克。水煎服。

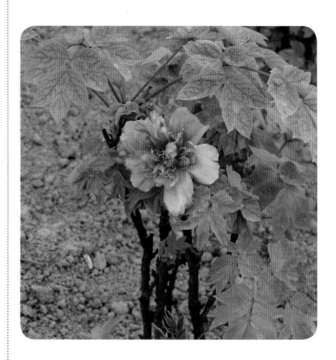

# ❺ 川木香

【基　　源】 本品为菊科植物川木香的根。

【原 植 物】 多年生草本，根粗壮而直。叶成莲座状平铺地面；叶柄被白色茸毛；叶片卵状披针形或长圆状披针形，羽状中裂，具5～7对裂片，稀不分裂，裂片边缘具不规则齿裂，上面被稀疏的腺毛，下面被稀疏的伏毛和蛛丝状毛。头状花序数个集生于枝顶，总苞钟状，苞片4层，披针形，绿色带紫；花全为管状花。紫色。花期夏、秋季。

【生境分布】 生于山坡草地。分布于四川西部及西藏等地。

【采收加工】 10月至次年1月间采挖，洗净，晒干，切段，或剖开，干燥后撞去粗皮。

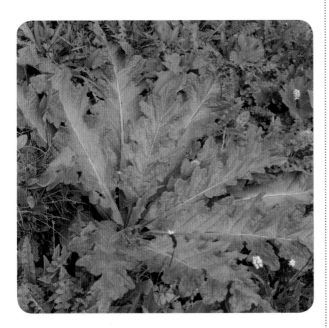

【性状鉴别】 本品呈圆柱形，习称铁杆木香，或成纵槽状半圆柱形，习称槽子木香，稍弯曲，长10～30厘米，直径1～3厘米。表面黄褐色或暗褐色，具较细的纵皱纹，外皮脱落处可见丝瓜络状细脉纹，根头偶有黑色发粘的胶状物，习称油头或糊头。体较轻，质脆易折断。断面黄白色或黄色，散有黄色稀疏油点及裂隙，木榈较宽广，有放射状纹理；有的中心呈腐朽状。气微香，味苦，嚼之粘牙。

【性味功能】 味辛、苦，性温。有行气止痛，温中和胃的功能。

【炮 制】 除去杂质及油头，洗净，润透，切厚片，干燥。

煨川木香：取净川木香片，在铁丝匾中，用一层草纸，一层川木香片，置炉火旁或烘干室内，烘煨，取出，放凉。

【主治用法】 用于胸腹胀痛，呕吐，泄泻，下痢里急后重，寒疝，肝胃气痛。用量3～9克。

【现代研究】

1. 化学成分 本品含有挥发油，主要成分为去氢木香内酯，尚含倍半萜内酯：愈创木－4(15)，10(14)，11(13)－三烯－12,6α－内酯，3β－乙酰氧基愈创木－4(15)，10(14)，川木香醇A～F等成分。

2. 药理作用 本品具有抗炎、镇痛作用，还有抗菌和抗肿瘤作用

【应 用】

1. 消化不良、食积、脘腹胀痛：川木香、党参、炒白术各9克，陈皮3克。水煎服。

2. 食积泻痢、气滞腹胀：川木香、炒白术各9克，炒枳壳、槟榔各6克。水煎服。

# 9 灰毛川木香

【基 源】 川木香为菊科植物灰毛川木香的干燥根。

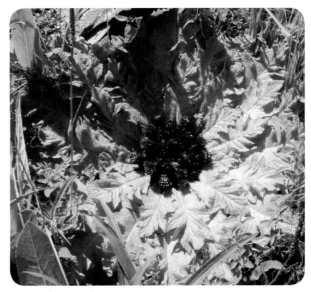

【原植物】 多年生草本。根茎极短，叶成莲座状平铺地面；叶柄被白色茸毛；叶片卵状披针形或长圆状披针形，羽状中裂，具5～7对裂片，稀不分裂，裂片边缘具不规则齿裂，上面被稀疏的腺毛，叶柄及叶下面均密被灰白色蛛丝状毛。头状花序数个集生于枝顶，花全为管状花。

【生境分布】 生长于海拔3000米以上的高山草地。分布于四川省西部的阿坝、甘孜藏族自治区。

【采收加工】 8月至翌年3月均可采挖，以9～11月最适。鲜根去掉泥土、根头上的胶状物及须根，粗根可纵向剖开，在晒干或微火烘干的过程中去掉粗皮。不宜用大火烘烤。

【性状鉴别】 本品呈圆柱形或有纵槽的半圆柱形，稍弯曲，长10～30厘米，直径1～3厘米。表面黄褐色

或棕褐色，具皱纵纹，外皮脱落处可见丝瓜络状细筋脉；根头偶有黑色发黏的胶状物，习称油头。体较轻，质硬脆，易折断，断面黄白色或黄色，有深黄色稀疏油点及裂隙，木部宽广，有放射状纹理；有的中心呈枯朽状。气微香，味苦，嚼之粘牙。

【性味功能】 味辛、苦，性温。有行气止痛，温中和胃消胀的功能。

【炮　　制】 除去杂质及油头，洗净，润透，切厚片，干燥。

煨川木香：取净川木香片，在铁丝匾中，用一层草纸，一层川木香片，烘煨至川木香中所含的挥发油渗至纸上，取出，放凉。

【主治用法】 用于腹胀肠鸣、食欲不振、腹痛、痢疾里急后重、两肋不适、肝胆疼痛等症。用量3～9克。

【现代研究】

1. 化学成分　本品含有挥发油，主要成分为去氢木香内酯，尚含倍半萜内酯等成分。

2. 药理作用　本品具有抗炎、镇痛作用，还有抗菌和抗肿瘤作用。

【应　　用】
同川木香。

# § 总状土木香

【基　源】 土木香为菊科植物总状土木香的根。

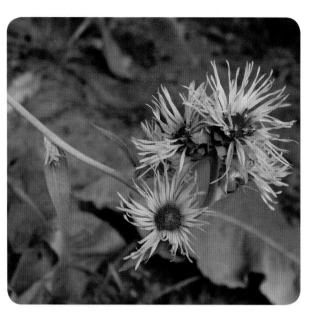

【原植物】 别名：藏木香。多年生草本，全株

被毛。基生叶丛生，椭圆状披针形，先端渐尖，基部下延，边缘有锯齿；茎生叶长圆形，边缘有锯齿或圆齿，几无柄，上部叶抱茎。头状花序多排列成总状，无梗或具极短梗；总苞片4～6层；边花舌状，黄色，雌性；中央花管状，两性，花冠5齿裂。瘦果，有浅黄色冠毛，放射状。花期7～8月。果期8～10月。

【生境分布】 生于田边、河谷或沼泽等阴湿处。分布于湖北、新疆、陕西、四川、西藏等省区。

【采收加工】 秋末挖根，截断，较粗的纵切成瓣，晒干。

【性状鉴别】 本品呈圆锥形，略弯曲，有多数支根，表面暗棕色，有纵皱纹，质坚硬，不易折断。断面形成层环明显，木质部略显放射状纹理。气微香，味苦、辛。性温，味辛、苦。

【性味功能】 味辛、苦，性温。有健脾和胃，调气解郁，止痛安胎，驱虫的功能。

【炮　　制】 除去杂质，洗净，润透，切片，晒干。

【主治用法】 用于胸腹胀满疼痛，慢性胃炎，胃肠功能紊乱，呕吐泄泻，痢疾里急后重，蛔虫病等。用量3～10克。

【现代研究】

1. 化学成分　本品含菊糖、押发油，油中主成分是土木香内酯，异土木香内酯，二氢异土木香内酯，土木香酸，土木香醇及三萜类成分达玛二烯醇乙酸酯，大牻牛儿烯D内酯及1—去氧—8—表狭叶依瓦菊素等成分。

2. 药理作用　本品具有驱虫作用和抗菌作用。

【应　　用】

1. 胃痛：土木香6克，川楝子、杭白芍各9克，神曲、谷芽、麦芽、蒲公英各15克。水煎服。

2. 慢性肠炎：土木香6克，神曲、凤尾草、马齿苋各15克。水煎服。

3. 痢疾：土木香6克，地榆、隔山消各9克，水煎服。

# § 藏木香（土木香）

【基　源】 土木香为菊科植物藏木香的根。

【原植物】 别名：祁木香。多年生高大草木，高1～2米，密生短柔毛。主根肥大，侧根多，圆柱形至长圆锥形，有香气，深棕色。基生，广椭圆形或圆状披针形，边缘有不整齐锯齿，有绒毛；茎生叶较小，无柄，长椭圆形，半抱茎。腋生头状花序排列成伞房状，总苞半球形，总苞片5～10层，外层苞片叶质，有茸毛，内层干膜质。花黄色，外层舌状花雌性，线形，先端3齿裂；中央管状花两性。瘦果圆柱状有4～5棱。花期5～7月。果期7～9月。

【生境分布】　生于河边、田边及河谷等潮湿处。分布于我国大部分地区。

【采收加工】　秋末挖根，除去残茎，泥沙，截断，较粗的纵切成瓣，晒干。

【性状鉴别】　本品呈圆柱形或长圆锥形，稍弯曲或扭曲，表面深棕色，具纵皱纹及不明显的横向皮孔，头部稍膨大，先端具有稍凹陷的茎痕及棕以叶柄残基。质坚硬，不易折断，折断面不平坦，稍呈角质样，乳白以至浅黄棕色，形成层环明显，木质部略显放射状纹理。气微，味微苦而灼辣。

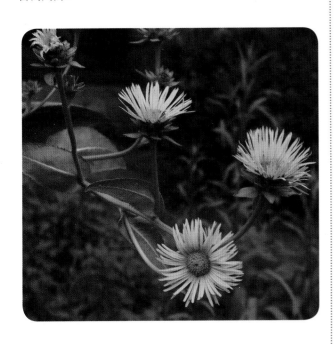

【性味功能】　味辛、苦，性温。有健脾和胃，调气解郁，止痛安胎，驱虫的功能。

【炮　　制】　拣尽杂质，水润切片，晒干。或麸拌煨黄后使用。

【主治用法】　用于胸腹胀满疼痛，慢性胃炎，胃肠功能紊乱，呕吐泄泻，慢性肝炎，痢疾里急后重，蛔虫病等症。用量3～10克。

【现代研究】

1. 化学成分　本品含挥发油，油中主要成分为土木香内酯，此外，尚含异土木香内酯、二氢土木香内酯、二氢异土木香内酯及三萜类成分达玛二烯醇乙酸酯，还含有豆甾醇、无羁萜、γ－及β－谷甾醇葡萄糖甙、廿九烷、羽扇醇、菊糖等

2. 药理作用　本品具有驱虫作用和抗菌作用。

【应　　用】

同总状土木香。

# 9　云木香

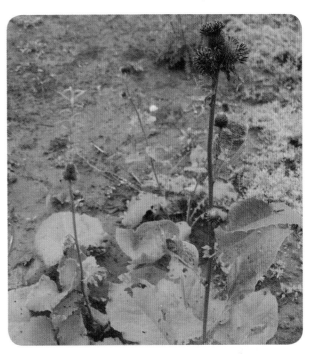

【基　　源】　本品为菊科植物云木香的根。

【原植物】　别名：木香、广木香。多年生高大草本。主根圆柱形，稍木质。茎上被短柔毛。基生叶大，有长柄，三角状卵形，先端急尖，基部心或宽楔形，叶缘浅裂或微波状，有短毛；茎生叶较小，叶基翼状，下延抱茎。头状花序，2～3个丛生于顶端，几无总花梗，腋生者单一，总花梗长；花全为管状花，暗紫色。花期5～8月，果期9～10月。

【生境分布】　栽培于高山地区。陕西、甘肃、湖北、湖南、广东、广西、四川、云南、西藏等省区有引种。

【采收加工】　霜降前采挖生长2～3年的根，除去残基及须根，切成短条或剖成2～4块，风干或低温烘干，而后去粗皮。

【性状鉴别】　本品呈圆柱形枯骨形或板状，长5～15厘米，直径0.5～6厘米。表面黄棕色至灰棕色，

有明显的皱纹、纵沟及侧根痕。质坚，不易折断，断面略平坦，灰棕色至暗棕色，形成层环棕色，有放射状纹理及散在的棕色点状油室，老根中央多枯朽。气香浓烈而特异，味微苦。

【性味功能】　味辛、苦，性温。有行气止痛，温中和胃的功能。

【炮　　制】　除去茎叶泥土，切成短段，粗大者纵剖 2～4 块，晒干。

【主治用法】　用于胸腹胀痛，呕吐，腹泻，痢疾等。用量 1.5～6 克。

【现代研究】

1. 化学成分　云木香含挥发油、木香碱、菊糖，油中主要成分为木香内酯、二氢木香内酯、α－木香醇、α－木香酸、去氢木香内酯、异去氢木香内酯以及单紫杉烯、α 及 β－木香烯、α 及 β－紫罗兰酮、β－芹子烯等。并含氨基酸约 20 种。

2. 药理作用　本品具有解痉及降压作用和抗菌作用。

【应　　用】

1. 食积、呕吐、下泻：云木香、山楂、麦芽、陈皮、香附、神曲、莱菔子、茯苓、甘草等。水煎服。

2. 虫积腹痛：云木香、槟榔。水煎服。

3. 细菌性痢疾：云木香、黄连。水煎服。

4. 急性肠炎：云木香、防风、厚朴、茯苓、木瓜、黄芩等。水煎服。

# 9　甘松

【基　　源】　本品为败酱科植物甘松的根及根茎。

【原植物】　别名：宽叶甘松香。多年生草本。根茎短，顶端常分枝，下面有主根，顶端密被叶鞘纤维，有强烈松脂臭。叶丛生，长匙形或倒披针形，长 5～15 厘米，宽 1～2 厘米，顶端钝渐尖，中部以下渐窄成叶柄状，基部稍扩展成鞘。花茎高达 40 厘米，聚伞花序近圆头状，花序基有 4～6 片披针形总苞，花淡粉色，小苞片 2，较小；花萼 5 齿裂；花冠漏斗状，长 7～8 毫米，里面有白毛，上部 5 裂；雄蕊 4；子房下位，瘦果长倒卵形，被毛，顶端圆，宿萼不等大，3 裂片较大。

【生境分布】　生于高山草原地带或疏林中。分布于甘肃、青海、四川、云南、西藏等省区。

【采收加工】　春秋二季采挖，除净泥沙，晒干或阴干。

【性状鉴别】　本品多弯曲，上粗下细，长 5～18 厘米。根茎短，上端有残留茎基，外被多层枯叶殖基，呈膜质片状或纤维状，外层棕黑色，内层棕色或黄色。根单一，有的数条交结，并列或分枝，长 6～16 厘米，直径 0.3～1 厘米；表面皱缩，棕褐色，有细根和须根。质松脆，易折断，断面粗糙，皮部深棕色，常成裂片状，木部黄白色。气特异，

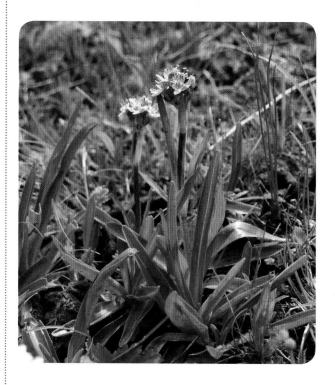

【性味功能】　味甘，性温。有理气止痛，开郁醒脾的功能。

【炮　　制】　除净杂质，抢水速洗，捞出，切段，晾干。

【主治用法】　用于脘腹胀痛、呕吐、食欲不振；外治牙痛、脚肿。用量 2.5～4.5 克；外用适量，泡汤漱口或研末敷患处或煎汤洗脚。

【现代研究】

1. 化学成分　本品含有倍半萜类成分：缬草萜酮，甘松新酮，甘松酮，以及环烯醚萜化合物甘松二酯，还含三萜成分：齐墩果酸，熊果酸以及乙基－β－D－吡喃葡萄糖甙，β－谷甾醇等。

2. 药理作用　本品具有抗菌、驱风及解痉作用和中枢镇静作用，抗心律失常作用，且有抗急性心肌缺血作用。

【应　用】

1. 胃腹胀痛，食欲不振：甘松、香附、乌药、陈皮各9克，肉桂3克，麦芽15克。水煎服。

2. 肠胃疼痛：甘松、木香、厚朴。水煎服。

3. 湿脚气，收湿拔毒：甘松、荷叶心、蒿本。水煎，洗患处。

4. 神经性胃痛：甘松、香附、沉香。水煎服。

# 山柰

【基　源】　本品为姜科植物山柰的根茎。

【原植物】　别名：沙姜、三奈。多年生草本。根茎块状，单个或数个相连，绿白色，芳香。叶2～4，贴地生长，近无柄；宽卵形，叶基具苞状退化叶，膜质，长圆形。穗状花序小苞片，绿色；花冠管细长，白色；侧生的退化雄蕊花瓣状，白色，唇瓣2裂至中部以下，微凹，白色，喉部紫红色。蒴果。花期8～9月。

【生境分布】　生于山坡、林下、草丛中，多为栽培。分布于广东、广西、云南、福建、台湾等省区。

【采收加工】　冬季地上茎叶枯萎时，挖取根茎，切片，晒干。

【性状鉴别】　本品多为圆形或近圆形的横切片，直径1～2厘米，厚0.3～0.5厘米。外皮浅褐色或黄褐色，皱缩，有的有根痕或残存须根；切面类白色，粉性，常鼓凸。质脆，易折断。气香特异，味辛辣。

【性味功能】　味辛，性温。有温中化湿、行气止痛的功能。

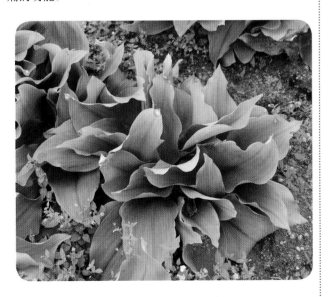

【炮　制】　洗净，除去须根，切片，晒干。

【主治用法】　有温中散寒，除湿辟秽的功用。用于心腹冷痛、寒湿吐泻、牙痛。用量6～9克；外用粉末适量塞龋孔中或擦牙。此外，本品亦常用为调味料。

【现代研究】

1 化学成分　本品主要含挥发油，如龙脑、桉油精、莰烯、对甲氧基苏合香烯等。还含有山柰酚、山柰素及蛋白质、淀粉、黏液质等。

2 药理作用　本品种子对兔、豚鼠离体子宫、麻醉兔在位子宫均有明显的兴奋作用；有抗菌作用，其花对红色表皮癣菌、堇色发癣菌及腹股沟表皮癣菌等均有抑制作用。全草地上部分有抗真菌、止血作用。

【应　用】

1. 心腹冷痛：山柰、丁香、当归、甘草等分。研末，醋糊丸，酒下。

2. 牙痛：山柰6克，研末，塞龋孔中或擦牙。

3. 挫伤，痛经，癌痛：山柰、麝香。研末，敷痛处。

4. 乳痈：山柰、乳香、没药、樟脑。水煎服。

# 高良姜

【基　源】　本品为姜科植物高良姜的根茎。

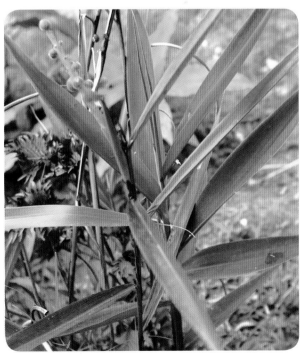

【原植物】　别名：良姜、小良姜。多年生草本。根茎圆柱形，有分枝块状节，节上有膜质鳞片，节上生根。

167

叶2列，无柄，叶鞘抱茎，边缘及叶舌膜质，渐尖。叶线状披针形，先端尖，基部渐狭，全缘或有疏锯齿。圆锥总状花序顶生，花稠密，有柔毛，花序轴红棕色；花萼筒状，3浅裂；花冠白色或淡红色；花冠管漏斗状，3裂，长圆形；唇瓣淡红色，有紫红色条纹；侧生退化雄蕊1，生在花冠管喉部上方，花丝线形；子房下位，柱头2唇状，有缘毛。蒴果不开裂，球形，被绒毛，橘红色，种子有假种皮，具钝棱角，棕色。花期4～10月。果期9～11月。

【生境分布】 生于山坡草地或灌丛。分布于广西、广东、云南等地。

【采收加工】 夏末、秋初挖取生长4～6年的根茎，切成小段，晒干。

【性状鉴别】 本品呈圆柱形，多弯曲，有分枝，长4～9厘米，直径1～1.5厘米。表面棕红色或暗褐色，有细密纵皱纹及灰棕色波状环节，节间长0.5～1厘米，下面有圆形根痕。质坚韧，不易折断，断面灰棕色或红棕色，纤维，内皮层环较明显，散有维管束点痕。气香，味辛辣。

【性味功能】 味辛，性热。有温胃，散寒，行气止痛的功能。

【炮　制】 拣净杂质，水洗，稍浸，捞出，润透，切片，晾干

【主治用法】 用于脘腹冷痛，胃寒呕吐，消积食滞，消化不良，噎膈反胃，急性肠胃炎。用量3～6克。外用适量。

【现代研究】

1. 化学成分 本品含挥发油，其中主要成分是1,8－桉叶素和桂皮酸甲酯，尚有丁香油酚、蒎烯、毕澄茄烯等，尚含黄酮类高良姜素、山柰素、山柰酚、槲皮素、高良姜酚等成分。

2. 药理作用 本品具有温中止痛作用、抗菌作用，并可改善微循环，尚可快速止心绞痛。

【应　用】

1. 胃、十二指肠溃疡，慢性胃等胃部疼痛：高良姜、香附。水煎服。

2. 胃寒呃逆：高良姜、毕澄茄、党参、茯苓等。水煎服。

 **6 红豆蔻**

【基　源】 本品为姜科植物红豆蔻的干燥成熟果实。

【原植物】 多年生草本。根状茎粗壮而横走，块状，淡棕红色，有多数环节，稍有香气。茎直立，叶排为2列，具细短柄；叶鞘长而抱茎；叶片长圆形至长披针形，无毛，有光泽；叶舌短而圆，圆锥花序顶生，直立，花序轴密生短柔毛，有多数双叉分枝，每分枝基部有长圆状披针形的苞片1枚，花绿白色稍带淡红色条纹，子房外露。果短圆形，橙红色，花萼宿存。种子多数，黑色，有香辣味。花期6～7月，果期7～10月。

【生境分布】 生于山野湿林下或草丛中。分布于广西、广东、云南等省区。

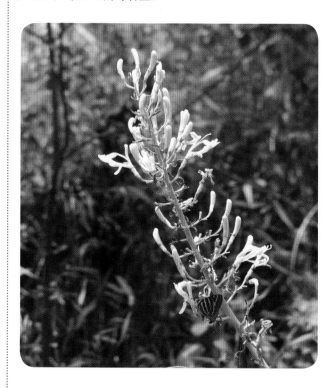

【采收加工】 9～10月间，果实近成熟时采收，晒干。

【性状鉴别】 本品呈长圆形，中部稍收缩，长0.7～1.5厘米，直径0.4～1厘米，表面红棕色或淡红棕色，光滑或皱缩，先端有突出的花被残基，基部有果柄痕；果皮薄；易碎。种子团长圆形或哑铃形，每室有种子2粒；种子呈不规则状四面体，长4～6毫米，直径3～6毫米，表面暗棕色或褐棕色，微有光泽，具不规则皱纹，外被淡黄色或灰黄色假种皮，背面有凹陷种脐，合点位于腹面，种脊成一浅纵沟。气芳香而浓，味辛、辣。

【性味功能】 味辛、性温。有温中散寒，健脾消食行气止痛功能。

【炮　制】 拣去杂质，筛去灰屑，用时捣碎。

【主治用法】 用于胃寒疼痛，呕吐，泄泻，消化不良，腹部胀满等。用量3～6克。

【现代研究】

1. 化学成分 本品含挥发油、黄酮、皂甙和脂肪酸等；挥发油中含Ⅰ－乙酰氧基胡椒酚乙酸酯、丁香烯环氧物、丁香醇Ⅰ等成分。

2. 药理作用 本品具有抗真菌和细胞毒性作用，并抗癌作用和抗胃溃疡作用。

【应　用】

1. 消化不良，胃肠胀痛，呕吐，泄泻：红豆蔻3克。水煎服。

2. 风寒牙痛：红豆蔻6克。研细末，冲服。

附注：其根茎做高良姜药用，功用同高良姜。

# 草豆蔻

【基　源】 本品为姜科植物草豆蔻的种子。

【原植物】 多年生草本。叶条状披针形，顶端渐尖并有一短尖头，全缘，有缘毛。总状花序顶生，花冠白色，裂片3，唇瓣三角状卵形，先端2浅裂，边缘有缺刻，前部有红色或红黑色条纹，后部有淡紫色斑点；花萼钟状。蒴果圆球形，不裂，有粗毛，金黄色。

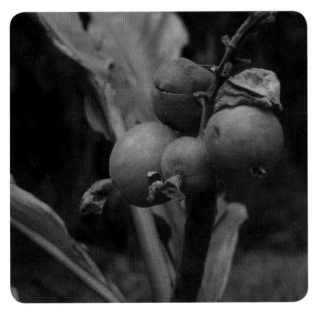

【生境分布】 生于林阴或草丛中。分布于广东、海南、广西等省区。

【采收加工】 夏、秋季采收果实，晒至7～8成干，剥去果皮，晒干。

【性状鉴别】 本品为类球形的种子团。表面灰褐色，中间有黄白色的隔膜，将种子团分成3瓣，每瓣有种子多数，粘连紧密。种子为卵圆状多面体，外被淡棕色膜质假种皮，种脊为一条纵沟，一端有种脐；质硬，将种子沿种脊纵剖两瓣，纵断面观呈斜心形；胚乳灰白色。气香，味辛，微苦。

【性味功能】 味辛，性温。有燥湿健脾，温胃止呕的功能。

【炮　制】 去除杂质，去壳取仁，用时捣碎。

【主治用法】 用于胃寒腹痛，脘腹胀满，冷痛，嗳气，呕吐，呃逆，食欲不振等症。用量3～6克。

【现代研究】

1. 化学成分 本品种子含含黄酮类化合物，如槲皮素、山柰酚和山姜素等，还含有二苯基庚烷类化合物及挥发油类成分。

2. 药理作用 本品煎剂对豚鼠离体肠管低浓度兴奋，高浓度及挥发油饱和水溶液则均呈抑制作用。水浸出液对总酸排出量无明显的影响，但使胃蛋白酶活力明显升高。

【应　用】

1. 急性胃炎，胃溃疡：草豆蔻、吴茱萸、延胡索、高良姜、香附各6克，水煎服。

2. 慢性菌痢，慢性结肠炎：煨草豆蔻、煨木香各3克，煨诃子4克，条芩、火炭母各9克，水煎服。

3. 不思饮食，呕吐胸闷：草豆蔻400克，甘草200克，生姜一片，水煎服。

4. 不思饮食，呕吐胸闷：草豆蔻400克，甘草200克，生姜一片，水煎服。

# 白豆蔻

【基　源】 本品为姜科植物白豆蔻的干燥成熟果实。

【原植物】 多年生草本。根茎粗壮，棕红色。叶二列；叶鞘边缘薄纸质，具棕黄色长柔毛；叶舌圆形，被粗长柔毛；叶片狭椭圆形或披针形，先端尾尖，基部楔形，两面无毛。花序2至多个从茎基处抽出，椭圆形或卵形；总苞片宽椭圆形至披针形，膜质或薄纸质，麦秆黄色，被柔毛；花萼管状，先端常膨大，3齿裂，被细柔毛；花冠管裂片3，白色，椭圆形；唇瓣椭圆形，勺状，白色，中肋处稍加厚，黄色，先端钝圆，2浅裂。蒴果黄白色或略带污红色，球形，略呈三棱形，易开裂。花期4～5月，果期7～8月。

【生境分布】 生于山沟阴湿处。原产于柬埔寨和泰国。我国的海南岛、云南和广西有栽培。

【采收加工】 7～8月间果实即将黄熟但未开裂时采集果穗，去净残留的花被和果柄后晒干。

【性状鉴别】 本品干燥果实略呈圆球形，具不显着的钝三棱。外皮黄白色，光滑，具隆起的纵纹25～32条；两端的棱沟中常有黄色毛茸。果皮轻脆，易纵向裂开，内含种子20～30粒，集结成团，习称"蔻球"。蔻球分为3瓣，有白色隔膜，每瓣种子7～10粒，习称"白蔻仁"或"蔻米"。质坚硬，断面白色，有油性。气芳香，味辛凉。

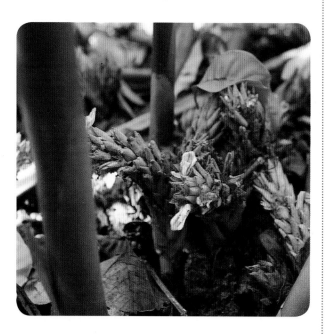

【性味功能】 味辛，性温。有化湿消痞，行气宽中，开胃消食，止呕的功能。

【炮制】 拣净杂质，筛去皮屑，打碎，或剥去果壳，取仁打碎用。

【主治用法】 用于胃痛，腹胀，脘闷噫气，吐逆反胃，消化不良，湿温初起，胸闷不饥，寒湿呕逆，食积不消等症。用量2～5克。后下。

【现代研究】

1. 化学成分 本品果实含挥发油，其中有D－龙脑、D－樟脑、葎草烯及其环氧化物、1,8－桉叶素、葛缕酮、香桧烯等。

2. 药理作用 本品有抑菌作用和平喘作用。其挥发油对豚鼠实验性结核，能增强小剂量链霉素的作用。

【应用】

1. 胃口寒作吐及作痛者：白豆蔻9克。研末，酒送下。

2. 脾胃气不和，止脾泄泻痢：白豆蔻、枳壳、肉桂、橘皮、诃子、当归、姜、枣，水煎服。

3. 呕吐哕浊：白豆蔻、藿香、半夏、陈皮、生姜。水煎服。

# 9 爪哇白豆蔻

【基源】 白豆蔻为姜科植物爪哇白豆蔻的干燥成熟果实。

【原植物】 多年生丛生草木。根茎匍匐，粗壮。叶二列；叶鞘边缘纸质或膜质；叶舌先端圆形，几无叶柄；叶片披针形，先端尾尖，基部楔形。花序从根茎上抽出，常半掩于土中；花序倒卵形至倒锥形，土黄色，先端圆形至平截；苞片椭圆形，纸质，先端钝；花着生于苞腋；萼管状，白色，先端3齿裂；花冠白色，裂片3，唇瓣长圆形至倒卵形，白色，先端圆形或近平截，2浅裂，中肋略加厚，有2条紫红色条纹，先端常呈橘黄色；蒴果土黄色或间有棕红色，近球形，有三棱。花盛期4～6月，果期7～8月。

【生境分布】 生于沟谷或林下阴湿处。我国海南和云南栽培。

【采收加工】 7～8月间果实将黄熟但未开裂时采集果穗。

【性味功能】 味辛，性温。有化湿消痞，行气宽中，开胃消食，止呕的功能。

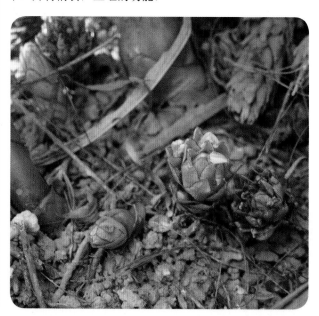

【性状鉴别】 本品果实类球形，全3钝棱，直径0.8～1.2厘米，果皮无光泽，中轴胎座3室，每室有种子2～4粒。均以粒大、果皮薄而色洁白、饱满、气味浓者为佳。

【主治用法】 用于胃痛，腹胀，脘闷噫气，吐逆反胃，消化不良，湿温初起，胸闷不饥，寒湿呕逆，食积不消等症。用量2～5克。

【现代研究】

1. 化学成分 本品种子含挥发油，其成分有1，8－桉叶油素、葛缕酮、α－蒎烯、芳樟醇等。

2. 药理作用 暂无。

【应　用】

同白豆蔻。

# ⑤ 缩砂仁

【基　源】 本品为姜科多年生草本植物阳春砂或海南砂或缩砂的干燥成熟果实。

【原植物】 别名：砂仁、春砂仁、阳春砂。多年生草本，高达1.5米或更高，茎直立。叶2列，叶片披针形，长20～35厘米，宽2～5厘米，上面无毛，下面被微毛；叶鞘开放，抱茎，叶舌短小。花茎由根茎上抽出；穗状花序成球形，有1枚长椭圆形苞片，小苞片成管状，萼管状，花冠管细长，白色，裂片长圆形，先端兜状，唇状倒卵状，中部有淡黄色及红色斑点，外卷；雌蕊花柱细长，先端嵌生药室之中，柱头漏斗状，高于花药。蒴果近球形，不开裂，直径约1.5厘米，具软刺，熟时棕红色。

【生境分布】 生长于气候温暖、潮湿、富含腐殖质的山沟林下阴湿处。阳春砂分布于我国广东、广西等地。海南砂分布于海南、广东及湛江地区。缩砂分布于越南、泰国、印度尼西亚等地。以阳春砂质量为优。

【采收加工】 夏、秋季果实成熟时采收，晒干或低温干燥。用时打碎生用。

【性味功能】 味辛，性温。有化湿行气，温中止泻，止呕安胎的功能。

【主治用法】 用于用于胸腹胀痛、消化不良、胎动不安等。5～10克，煎服，宜后下。

【现代研究】

1. 化学成分 含有a－蒎烯、莰烯、B－蒎烯、茴烯－3、柠檬烯、a－樟脑、a－龙脑、乙酸龙脑酯、芳樟醇等。

2. 药理作用 砂仁挥发油有芳香健胃作用，能促进胃液分泌，可排除消化道积气，故能行气消胀。

【应　用】

1. 慢性肠炎、肠结核、胃肠神经功能紊乱等引起的慢性腹泻，证属脾胃虚寒者：多与干姜、熟附子、陈皮等药同用。

2. 妊娠呕吐、先兆流产：与白术、苏梗等药同用，服药时可加入生姜汁数滴和药，或以生姜汁涂舌面，然后服药，以防药入即吐。对于腹痛、阴道出血，偏于热者，可佐以黄芩。

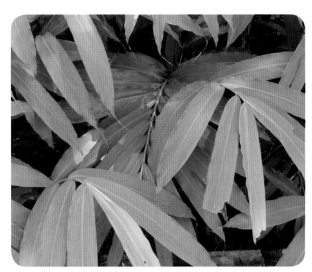

# ⑤ 益智

【基　源】 本品为姜科植物益智的干燥成熟果实。

【原植物】 多年生丛生草本，有辛辣味。根茎横走，发达。茎直立。叶2列；叶舌膜质，棕色，2裂，被淡棕色柔毛；叶片宽披针形，先端渐尖，基部宽楔形。总状花序顶生，花序柄稍弯曲，棕色，被极短的柔毛；苞片膜质，花萼管状，3浅齿裂，花冠裂片3，上方1片稍宽，先端略呈兜状，外被短柔毛；唇瓣倒卵形，粉红色，并有红色条纹，3浅裂，中间裂片突出，边缘波状；蒴果椭圆形，不开裂，果皮上有明显的纵向维管束条纹，果熟时黄绿色。花期1～3月，果期3～6月。

【生境分布】 生于林下阴处。广东、海南、广西、云南有栽培。

【采收加工】 5～6月间当果实呈黄绿色时采摘于帘上晒干。

【性状鉴别】 本品干燥果实呈纺锤形或椭圆形，

外皮红棕色至灰棕色，有纵向断续状的隆起线13～18条。皮薄而稍韧，与种子紧贴。种子集结成团，分3瓣，中有薄膜相隔，每瓣有种子6～11粒。种子呈不规则扁圆形，略有钝棱，直径约3毫米，厚约1.5毫米，表面灰褐色或灰黄色；种脐位于腹面的中央，微凹陷，自种脐至背面的合点处，有一条沟状种脊；破开后里面为白色，粉性，臭特殊，味辛微苦。

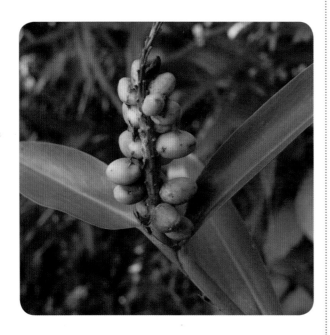

【性味功能】 味辛，性温。有暖胃，温脾，摄唾涎，缩小便的功能。

【炮　　制】 益智：取益智置锅内，炒至外壳焦黑，取出冷透，除去果壳，取仁捣碎用。

盐益智：取益智用盐水拌匀，微炒，取出放凉。

【主治用法】 用于脘腹冷痛、食少吐泻、唾液过多、遗尿、夜尿过多、尿有遗沥、遗精等症。用量3～9克。

【现代研究】

1. 化学成分　本品含有桉油精、4－萜品烯醇、α－松油醇、β－榄香烯、α－依兰油烯、姜烯、绿叶烯等成分，尚含有多种微量元素、丰富的B族维生素以及氨基酸。

2. 药理作用　本品具有拮抗钙活性的作用，强心、抗癌、抑制胃溃疡、控制回肠收缩等作用，并有抑制前列腺素作用，还能提高男性的性功能和记忆力。

【应　　用】

1. 脾胃受寒，食少，腹痛吐泻：益智、党参、白术、干姜、炙甘草。水煎服。

2. 膀胱虚寒，遗尿，尿频有遗沥，夜尿增多：益智、

乌药各等分。水煎服。

# 9　荜茇

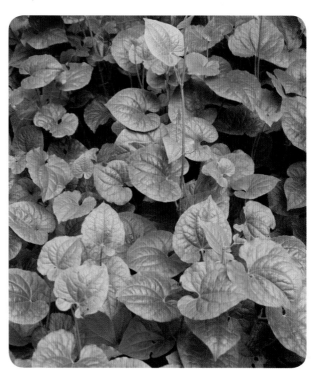

【基　　源】 本品为胡椒科植物荜茇的干燥成熟果穗。

【原 植 物】 多年生攀援藤本，枝有粗纵棱和沟槽。叶互生，纸质；叶片卵圆形、卵形或卵状长圆形，先端渐尖，基部心形或耳状，基出脉5～7条。花单性，雌雄异株，排成与叶对生的穗状花序，无花被；雄蕊2，花丝粗短；雌花序果期延长，子房上位，无花柱，柱头3。浆果卵形。花期7～9月，果期10月至翌年春季。

【生境分布】 分布于印尼、菲律宾、越南、印度、尼泊尔、斯里兰卡。我国云南省德宏州盈江、瑞丽、潞西等县亦有野生，广西、广东、福建有栽培。

【采收加工】 当果实近成熟，由黄变红褐色时采下果穗，晒干。

【性状鉴别】 本品呈圆柱形，稍弯曲，由多数小浆果集合而成，长1.5～3.5厘米，直径0.3～0.5厘米。表面黑褐色或棕色，有斜向排列整齐的小突起，基部有果穗梗残余或脱落痕；质硬而脆，易折断，断面不整齐，颗粒状。小浆果球形，直径约1毫米。有特异香气，味辛辣。

【性味功能】 味辛，性热。有温中散寒，行气止

痛的功能。

【炮　制】　拣除杂质，去柄，筛净灰屑，用时捣碎。

【主治用法】　用于脘腹冷痛，呕吐，泄泻，偏头痛，牙痛。用量1.5～3克。

【现代研究】

1. 化学成分　本品含有胡椒碱，棕榈酸，四氢胡椒酸，荜茇明碱，长柄胡椒碱，双异桉脂素，挥发油，芝麻素，胡椒酰胺，几内亚胡椒酰胺，N－异丁基十八碳－2,4－二烯酰胺等成分。

2. 药理作用　本品具有抗菌、抗惊厥、镇静作用，并有舒张冠状动脉和抑制血清总胆固醇升高作用，尚有耐缺氧和抗急性心肌缺血的作用。

【应　用】

1. 冠心病心绞痛：荜茇、冰片、檀香、延胡索。水煎服。

2. 牙疼：荜茇、高良姜、细辛，研粉涂患处。

3. 胃寒吐涎，吐酸水及心腹冷痛：荜茇、姜厚朴。水煎服。

# 9 肉豆蔻

【基　源】　本品为肉豆蔻科植物肉豆蔻的种仁。

【原植物】　常绿大乔木，高达15米。叶互生革质，椭圆状披针形，先端尾状，基部急尖，全缘。总状花序腋生，雌雄异株。果实梨形或近于圆球形，成熟后纵裂成2瓣，显出绯红色不规则分裂的假种皮。花期4～5月，果期6～8月。

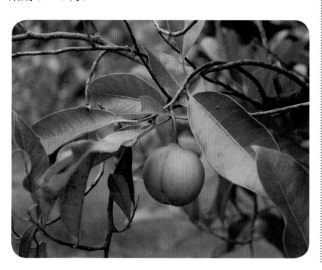

【生境分布】　主产于马来西亚、印度、印度尼西亚、巴西等国。我国海南、广西、云南等省区有引种栽培。

【采收加工】　每年春秋采收两次成熟果实。剖开果皮，剥去假种皮，再敲脱壳状的种皮，取出种仁用石灰乳浸一天后，文火烘干或晒干。

【性状鉴别】　本品呈卵圆形或椭圆形。表面灰棕色或灰黄色，有时外被白粉（石灰粉末）。全体有浅色纵行沟纹及不规则网状沟纹。种脐位于宽端，呈浅色圆形突起，合点呈暗凹陷。种脊呈纵沟状，连接两端。质坚，断面显棕黄色相杂的大理石花纹，宽端可见干燥皱缩的胚，富油性。气香浓烈，味辛。

【性味功能】　味辛，性温。有温中，止泻，行气，消食的功能。

【炮　制】

肉豆蔻：除去杂质，洗净，干燥。

煨肉豆蔻：取净肉豆蔻用面粉加适量水拌匀，逐个包裹或用清水将肉豆蔻表面湿润后，如水泛丸法裹面粉3～4层，倒入已炒热的滑石粉或沙中，拌炒至面皮呈焦黄色时，取出，过筛，剥去面皮，放凉。

【主治用法】　用于虚寒久泻，食欲不振，脘腹冷痛，呕吐、宿食不消等。用量2.5～5克。

【现代研究】

1. 化学成分　本品含挥发油，另含肉豆蔻醚、丁香酚，异丁香酚及多种萜烯类化合物。

2. 药理作用　本品能促进胃液的分泌及胃肠蠕动，而有开胃和促进食欲，消胀止痛的功效；但大量服用则有抑制作用，且有较显著的麻醉作用；有抗菌、抗肿瘤、抗炎作用。

【应　用】

1. 慢性腹泻：肉蔻（煨）、五味子（炒）各3克，木香（煨）、诃子肉、炒吴茱萸各（炒）1克，共研末。开水调服。

2. 痢疾后综合症：肉豆蔻9克，米壳4.5克，木香4克，肉桂12克。水煎服。

# 9 补骨脂

【基　源】　本品为豆科植物补骨脂的果实。

【原植物】　别名：破故纸、怀故子、川故子。一年生草本。被柔毛及腺点。单叶互生，阔卵形或三角状

173

卵形，基部斜心形或截形，边缘具稀疏粗齿，均具黑色腺点，叶脉及边缘处有毛。花多数，密集成穗状总状花序腋生，花萼淡黄褐色，基部连合成钟状；蝶形花冠淡紫色或黄色，雄蕊10，连成一体。荚果椭圆状肾形，有宿存花萼。花期7～8月，果期9～10月。

【生境分布】　生长于山坡、溪边或田边，有栽培。分布于河南、山西、安徽、江西、陕西、四川、贵州、云南等省。

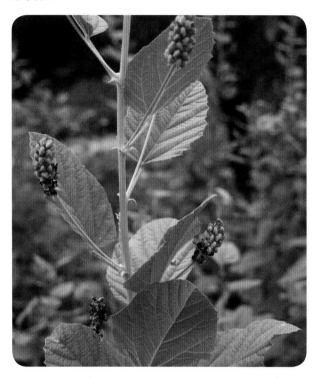

【采收加工】　秋季果实成熟时采收果序，晒干，搓出果实，除去杂质。

【性状鉴别】　本品果实呈扁圆状肾形，一端略尖，少有宿萼，表面黑棕色或棕褐色，具微细网纹，在放大镜下可见点状凹凸纹理。质较硬脆，剖开后可见果皮与外种皮紧密贴生，种子凹侧的上端略下处可见点状种脐，另一端有合点，种脊不明显。外种皮较硬，内种皮膜质，灰白色；子叶2枚，肥厚，淡黄色至淡黄棕色，陈旧者色深，其内外表面常可见白色物质，胚很小。宿萼基部连合，上端5裂，灰黄色，具毛茸，并密布褐色腺点。气芳香特异、味苦微辛。

【性味功能】　味苦、辛，性温。有补阳、固精、缩尿、止泻的功能功能。

【炮　制】

补骨脂：簸净杂质，洗净，晒干。

盐补骨脂：取净补骨脂用盐水拌匀，微润，置锅内用文火炒至微鼓起，取出，晾干。

【主治用法】　用于腰膝冷痛，阳痿滑精，遗尿，尿频，黎明泄泻，虚寒喘咳；外治白癜风。用量3～10克。

【现代研究】

1. 化学成分　本品含有香豆素类、黄酮类、单萜酚类以及挥发油、皂苷、多糖、类脂等成分，香豆素类有：补骨脂素，异补骨脂素；黄酮类中有：紫云英苷，双氧黄酮类中有：补骨脂双氢黄酮，异补骨脂双红黄酮；查耳酮类中有：补骨脂乙素，补骨脂查耳酮，异黄酮类中有：补骨脂异黄酮等；单薄酚类有：补骨脂酚；还含苯并呋喃类衍生物：补骨脂苯并呋喃酚，又含对羟基苯甲酸、豆甾醇、类脂化合物和钾、锰、钙、铁、铜、锌、砷、锑、铷、锶、硒等元素成分。

2. 药理作用　本品具有升高白细胞、抗衰老、抗生育和雌激素样作用，并有抗肿瘤、抗心肌缺血、舒张气管收缩作用，且能增强机体免疫功能。

【应　用】

1. 白癜风，牛皮癣，秃发：补骨脂50克，加乙醇75%，浸泡一周，取滤液煮沸浓缩，涂搽患处。

2. 肾虚腰痛：补骨脂、核桃仁各150克，金毛狗脊100克。共研细粉，每服9克，温开水送服。

3. 脾肾虚寒泄泻：补骨脂、肉豆蔻各9克，水煎服。

# 9　温郁金（郁金）

【基　源】　郁金为姜科植物温郁金的块根。

【原植物】　别名：黑郁金、姜黄子。多年生草本。块根肉质纺锤状，白色。根茎长圆锥形，侧根茎指状，断面黄色。叶二列，叶柄长约为叶片之半或更短；叶宽椭圆形，无毛。圆锥花序于根茎处先叶抽出，花萼筒状，3齿；花冠白色，3裂片，长椭圆形，上方1裂片较大，先端微兜状，近顶端处有粗毛；侧生退化雄蕊花瓣状，黄色，唇瓣倒卵形，黄色。花期4～6月。

【生境分布】　生于湿润田园或水沟边。分布于浙江南部。

【采收加工】　冬末春初叶枯萎后采挖块根，蒸或煮至透心，干燥。

【性状鉴别】　本品呈长卵圆形或长圆形，顶端长尖，基部多钝圆，长3.5～8厘米，直径2～4厘米。表面灰棕色或灰黄色，上部环节凸起，基部有下陷的须根痕，可见短的须根，有刀削痕。质坚实，断面灰黄色或黄棕色，常附有淡黄色或黄棕色粉末，可见点状或条状维管束。气香，味辛、苦。

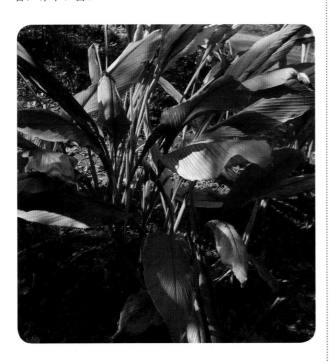

【性味功能】　味辛、苦，性寒。有解郁，行气化瘀，止痛，化痰，凉血清血，利胆退黄的功能。

【炮　制】　取原药材，除去杂质，大小个分开，洗净，润透或置笼屉内蒸软后切薄片，干燥。

醋制：取净莪术置锅中，加米醋与适量水浸没，煮至醋液被吸尽，切开无白心时，取出稍晾，切厚片，干燥。

酒制：取净莪术片，置锅内，用微火加热，炒热后，均匀喷入酒，继续炒干，取出晾凉。

【主治用法】　用于胸胁胀痛，胸脘痞闷，痛经，月经不调，产后淤阻腹痛，吐血，衄血，尿血，黄胆，热病神昏，癫痫。用量 3～9 克。

【现代研究】

1. 化学成分　本品含挥发油，油中主成分为大牻牛儿酮，莪术二酮，莪术醇，还含 α－及 β－蒎烯，樟烯，柠檬烯，1，8－桉叶素，龙脑，异龙脑，樟脑，松油醇，丁香烯，丁香油酚，姜黄烯，姜烯，莪术呋喃烯酮，姜黄酮，另含温郁金萜醇，温郁金螺内酯，姜黄素，β－谷甾醇等成分。

2. 药理作用　本品具有抗肿瘤作用，抗早孕作用，抗菌作用，升高白细胞的作用，且能增加股动脉血流量，抑制血小板聚集和抗血栓形成，并有保肝作用，抗炎作用。

【应　用】

1. 胸胁胀痛：郁金、香附、柴胡、白芍、甘草 6 克。

2. 吐血、衄血：郁金、生地黄、牡丹皮、栀子各 9 克。

3. 胆石症：郁金、茵陈各 15 克，金钱草 30 克，枳壳、木香各 9 克，生大黄 6 克。水煎服。

# 6　姜黄（郁金，姜黄）

【基　源】　郁金为姜科植物姜黄的干燥块根，姜黄其干燥根茎。

【原植物】　别名：黄丝郁金、郁金、黄姜。多年生草本。块根纺锤形。根茎肥厚，卵形或圆锥形，侧根茎指状，断面橙黄色。叶二列，叶狭椭圆形，先端渐尖，基部狭，下延至叶柄。叶面无毛，穗状花序于叶鞘中央抽出，冠部苞片粉红色或淡红紫色；花萼绿白色，有 3 齿；花冠管漏斗形，喉部密生柔毛，淡黄色，先端兜状；侧生退化雄蕊花瓣状，黄色。花期 7～8 月。

175

【生境分布】　栽培于肥沃田园。分布于陕西、江西、福建、台湾、湖北、广东、海南、广西、四川、云南等省区。

【采收加工】　冬末春初采挖，块根蒸至透心，干燥为郁金；根茎蒸至透心，干燥为姜黄。

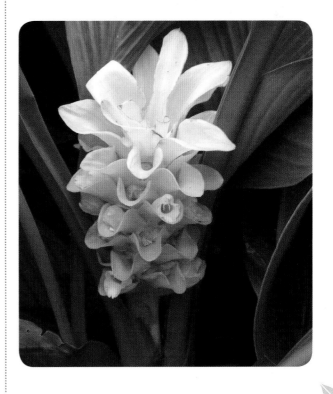

【性状鉴别】 本品呈不规则卵圆形、圆柱形或纺锤形，常弯曲，表面深黄色，粗糙，有皱缩纹理和明显环节，并有圆形分枝痕及须根痕。质坚实，不易折断，断面棕黄色至金黄色，角质样，有蜡样光泽。内皮层环纹明显，维管束呈点状散在。气香特异味苦、辛。

【性味功能】 味辛、苦，性寒。有解郁，行气化瘀，止痛，化痰，凉血清血，利胆退黄的功能。

【炮　制】
姜黄：拣去杂质，用水浸泡，捞起，润透后切片，晾干。
片姜黄：拣去杂质及残留须根，刷洗泥屑，晾干。

【主治用法】 郁金用于胸胁胀痛，胸脘痞闷，痛经，月经不调，产后淤阻腹痛，吐血，衄血，尿血，黄胆，热病神昏，癫痫。用量3～9克。

【现代研究】
1. 化学成分　姜黄素类化合物：姜黄素，双去甲氧基姜黄素，去甲氧基姜黄素，二氢姜黄素；倍半萜类化合物：姜黄新酮，姜黄酮醇A、B；挥发油：姜黄酮，芳香－姜黄，姜黄烯，大牻牛儿酮，桉叶素，松油烯，α－蒎烯，龙脑等，还含菜油甾醇，豆甾醇，β－谷甾醇，胆甾醇，脂肪酸及金属元素钾、钠、镁、钙、锰、铁、铜、锌等成分。

2. 药理作用　本品具有降血脂作用，抗肿瘤作用，抗炎作用，抗病原微生物作用，还有利胆作用，抗氧化作用，并有终止妊娠的作用。

【应　用】
同温郁金。

# 9 广西莪术（郁金，莪术）

【基　源】 郁金为姜科植物广西莪术的块根；莪术为其干燥根茎。

【原植物】 别名：桂莪术、毛莪术、莪苓。多年生草本。块根纺锤形。根茎卵圆形或卵形。叶二列，有短柔毛，叶舌边缘有长柔毛；叶椭圆状披针形或长椭圆形，先端渐尖，基部下延，两面密生柔毛。穗状花序从根状茎或叶鞘中抽出，先叶或与叶同时开放；花序下部苞片阔卵形，上部苞片长圆形，淡红色；花萼白色，有3齿，花冠管长约2厘米，喇叭状，喉部密生柔毛，粉红色；侧生退化雄蕊长圆形，淡黄色；子房有长柔毛。花期5～6月。

【生境分布】 生于山坡草地、林缘或灌丛中。分布于广西、云南、四川等省、自治区，有栽培。

【采收加工】 冬末春初茎叶枯萎后采挖，除去须根、鳞叶，块根蒸至透心，干燥为郁金；根茎至透心，干燥为莪术。

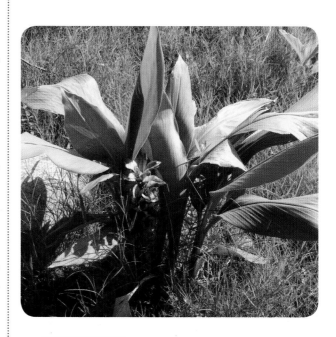

【性状鉴别】 本品呈长圆形或长卵形，长3.5～7厘米，直径1.5～3厘米，基部圆钝，顶端钝尖。表面黄棕色至灰色，光滑，环节明显或不见，有点状须根痕或残留须根，两侧各有一列下陷的芽痕和根茎痕。质坚重。气香、味微苦辛。

【性味功能】 郁金味辛、苦，性寒。有解郁，行气化瘀，止痛，化痰，凉血清血，利胆退黄的功能。

【炮　制】 取原药材，除去杂质，大小个分开，洗净，润透或置笼屉内蒸软后切薄片，干燥。
醋制：取净莪术置锅中，加米醋与适量水浸没，煮至醋液被吸尽，切开无白心时，取出稍晾，切厚片，干燥。
酒制：取净莪术片，置锅内，用微火加热，炒热后，均匀喷入酒，继续炒干，取出晾凉。

【主治用法】 用于胸胁胀痛，胸脘痞闷，痛经，月经不调，产后瘀阻腹痛，吐血，衄血，黄胆，热病神昏。用量3～9克。

【现代研究】
1. 化学成分　本品含挥发油，油中含α－蒎烯、莰烯、蒎烯、柠檬烯、1－8－桉油素、α－松油烯、芳樟醇、龙脑、樟脑、乙酸芳樟酯、丁香酚等，又含桂莪术内酯、β－谷甾醇，胡萝卜甙，棕榈酸，以及锌、铁、钛、镍、钡、锶、铅、镉、铜、铬、铝等微量元素。

2. 药理作用　本品具有抗肿瘤作用，抗早孕作用，抗菌作用，抗炎作用，升高白细胞的作用，并有保肝作用，且可抑制血小板聚集和抗血栓形成。

【应　用】

同郁金。

# 黑三棱

【基　源】　本品为黑三棱科植物黑三棱的干燥块茎。

【原植物】　多年生草本，根茎横走，块茎圆锥形。茎单一，直立。叶丛生，2列，质地松软稍呈海绵质，长条形，先端渐尖，背面具纵棱，基部抱茎。花茎单一，上端分枝；花单性，雌雄同株，花序头状，总苞片叶状。雄花序生于上部；雌花序位于下部。聚花果直径2厘米，核果倒卵状圆锥形，先端呈半球形突起，有棱角。花期6～7月，果期7～8月。

【生境分布】　生于水湿低洼处及沼泽等地。分布于全国大部分省区。

【采收加工】　春秋两季采挖，削去外皮，晒干。为三棱片，加醋拌匀，稍闷，置锅内炒至黄色，晒干。

【性状鉴别】　本品呈近球形，长2～3.5厘米，直径2～3厘米，表面棕黑色，凹凸不平，有少数点状须根痕；去外皮者下端略呈锥形，黄白色或灰白色，有残存的根茎疤痕及未去净的外皮黑斑，并有刀削痕。质轻而坚硬，难折断，入水中漂浮于水面，稀下沉。碎断面平坦，黄白色或棕黄色。气微，味淡，嚼之微辛、涩。

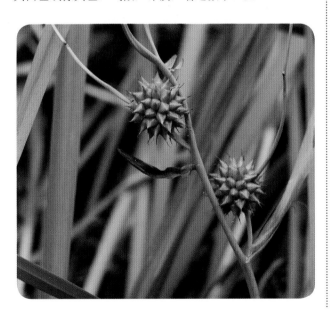

【性味功能】　味苦，性平。有破血行气，消积止痛的功能。

【炮　制】　除去根茎及须根，洗净，或削去外皮晒干；

醋三棱：取净三棱片，照醋炙法炒至色变深。

【主治用法】　用于血瘀气滞，腹部结块，肝脾肿大，经闭腹痛，食积胀痛。用量4.5～9克。月经过多，孕妇忌用。

【现代研究】

1. 化学成分　本品含挥发油，其中主要成分为苯乙醇，对苯二酚），十六酸，还有去氢木香内酯等多个成分，又含多种有机酸：琥珀酸，三棱酸以及含有C8～C10、C12、C14～C20的脂肪酸，还含刺芒柄花素，豆甾醇，β－谷甾醇，胡萝卜甙等成分。

2. 药理作用　本品具有抑制血小板聚集、延长血栓形成时间、缩短血栓长度和减轻重量的作用，还有延长凝血酶原时间及部分凝血致活酶的趋势，能降低全血粘度。

【应　用】

1. 血瘀经闭，小腹痛不可按：黑三棱、当归各9克，红花6克，地黄12克，水煎服。

2. 食积痰滞，胸腹胀痛：黑三棱、丹皮、川牛膝各9克，延胡索6克，川芎4.5克。水煎服。

# 莎草（香附）

【基　源】　香附为莎草科植物莎草的块茎。

【原植物】　多年生宿根草本。匍匐根茎细长，顶端或中部膨大成纺锤形块茎，块茎紫黑色，有棕毛或黑褐色毛状物。茎直立，三棱形。叶基生，叶鞘棕色，裂成纤维状；叶片窄线形，先端尖，全缘。苞片叶状，长于花序；长侧枝伞花序单出或复出；小穗线形，3～10个排成伞形。小坚果椭圆形，具3棱。花期6～8月，果期7～11月。

【生境分布】　生于草地，路边向阳处。分布全国大部分地区。

【采收加工】　春、秋采收块茎，晒干后撞去毛须。

【性状鉴别】　本品呈纺锤形，或稍弯曲，长2～3.5厘米，直径0.5～1厘米。表面棕褐色或黑褐色，有不规则纵皱纹，并有明显而略隆起的环节6～10个，节上有众多未除尽的暗棕色毛须及须根痕；去净毛须的较光滑，有细密纵脊纹。质坚硬，蒸煮者断面角质样，棕黄色或棕红色；生晒者断面粉性，类白色，内皮层环明显，中柱色较深，点状维管束散在。气香，味微苦。

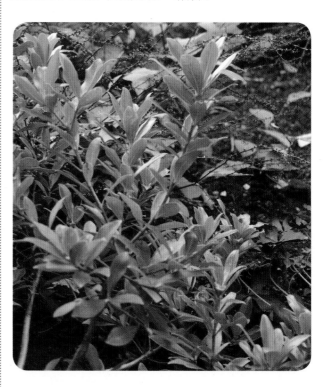

【性味功能】 味辛微苦甘，性平。有理气解郁，调经止痛的功能。

【炮 制】 洗净，鲜用或晒干。

【主治用法】 用于胸脘胀满，两肋疼痛，月经不调等。用量6～12克。

【现代研究】

1. 化学成分 本品含有葡萄糖、果糖、淀粉、挥发油，挥发油中含β－蒎烯、樟烯、古巴烯、桉叶素、柠檬烯、对－聚伞花素、绿叶萜烯酮α－及β－莎草醇及香附醇、异香附醇等，又含鼠李素－3－0－鼠李糖基（1－4）－吡喃鼠李糖甙等成分。

2. 药理作用 本品具有解热、镇痛、抑菌、作用，强心作用或减慢心率作用，抗炎作用，并对支气管痉挛有保护作用。

【应 用】

1. 月经不调，腹痛有瘀块：香附、当归、炒白芍、艾叶、麦冬、杜仲、乌药、川芎、甘草。水煎服。

2. 气滞胁痛：香附、炒白芍各9克，枳壳4.5克，甘草3克。水煎服。

3. 慢性肝炎：香附9克，栀子、陈皮、法夏各6克，川连3克。水煎服。

4. 伏暑湿温所致胁痛，无寒但潮热：香附3克，旋覆花、茯苓、苏子、陈皮、制半夏各9克，薏苡仁15克。水煎服。

# 6 瑞香

【基 源】 本品为瑞香科植物瑞香的根、树皮、叶及花。

【原植物】 别名：雪冻花、雪花皮、对雪开、雪地开花。常绿灌木，高2米左右。树皮纤维强韧，小枝略带褐紫色。叶互生，质厚，长椭圆形或倒披针形，先端钝，基部楔形，全缘，上面深绿色，有光泽，下面淡绿色，光滑无毛。多花密集枝顶成圆头状，白色或淡红色，芳香，无总梗，基部有数枚小苞片；花被细长管状，先端4裂，外面带红紫色，内面白色；雄蕊8；子房上位。浆果状核果红色，有宿存小苞片。花期冬末春初。

【生境分布】 生于山野、溪旁的阴湿处；多栽培。分布于浙江、江西、湖南、四川、贵州等省。

【采收加工】 全年可采，晒干或鲜用。

【性状鉴别】 本品枝圆柱形，表面黄灰色，幼枝无毛或几无毛，外皮纤维长而韧。叶互生，长椭圆形至倒披针形，长6～12厘米，宽1～3厘米，先端渐尖，基部狭楔形，全缘，两面无毛，气特异。

【性味功能】 味辛、甘，性温。有祛风除湿，活血止痛的功能。

【炮　制】　去杂质，晒干或鲜用。

【主治用法】　用于风湿性关节炎，坐骨神经痛，咽炎，牙痛，乳腺癌初起，跌打损伤，毒蛇咬伤。用量6～12克。

【现代研究】

1. 化学成分　本品含有挥发油，瑞香素，木犀草素，芹菜素，瑞香甙，瑞香素－8－葡萄糖甙。芫花灵，1，2－二氢瑞香毒素等成分。

2. 药理作用　本品具有镇痛作用，并能降低血液凝固性。

【应　用】

1. 毒蛇咬伤：瑞香根，用烧酒磨成浓汁，涂伤口周围及肿胀部分，干后再涂。

2. 风湿病：瑞香茎叶，煎水洗。

3. 坐骨神经痛：瑞香花0.4克，研粉装入胶囊，每次2粒。

# ፄ 茉莉

【基　源】　本品为木犀科植物茉莉的根及花入药。

【原植物】　常绿或落叶灌木。茎及枝有棱，多分枝，或扩展近藤状，被短柔毛。单叶对生；黄色细毛；椭圆形或阔卵形，先端钝尖，基部近圆形，全缘，下面叶脉突出，脉上疏生柔毛，花白色，单生或数朵成聚伞花序顶生或侧生；花直径约2厘米，萼齿8～10，条形；花冠高脚碟状，顶端裂片椭圆形，4～9片或重瓣，浆果黑色，重瓣者常不结实。花期夏季。

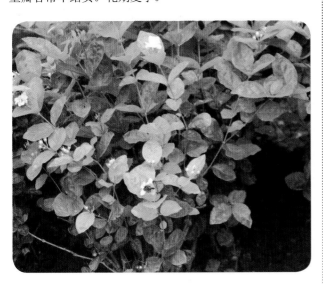

【生境分布】　我国南部各省区较多栽培。

【采收加工】　秋后挖根，切片晒干；夏秋采花，晒干用。

【性状鉴别】　本品花多呈扁缩团状，长1.5～2厘米，直径约1厘米。花萼管状，有细长的裂齿8～10个。花瓣展平后呈椭圆形，长约1厘米，宽约5毫米，黄棕色至棕褐色，表面光滑无毛，基部连合成管状；质脆。气芳香，味涩。

【性味功能】　味辛，性凉。花：有清热解表，利湿功能。根：有毒。有镇痛功能。

【炮　制】　采集后，立即晒干或烘干。

【主治用法】　花：用于外感发热，腹泻；外用于目赤肿痛。根：用于失眠，跌打损伤。用量花3～6克，花外用适量，煎水洗眼。根3～6克，外用适量，捣烂敷患处。

【现代研究】

1. 化学成分　本品主要含有芳樟醇，乙酸苯甲酯，顺式－茉莉酮，素馨内酯及茉莉酸酸甲酯等成分，尚有9－去氧迎春花甙元，迎春花甙和8,9－二氢迎春花甙等。

2. 药理作用　本品具有镇静、催眠及镇痛作用，抑癌和抑乳作用，并有抗实验性心律失常作用。

【应　用】

1. 外感发热，腹账腹泻：茉莉花或干叶3～6克，与其他药配合，水煎服。

2. 目赤肿痛，茉莉花适量煎水洗眼。

3. 跌打骨折：茉莉根少许配合其他药做散外敷。

# ፄ 藿香

【基　源】　本品为唇形科植物藿香的干燥全草。

【原植物】　别名：土藿香、川藿香、鲜藿香。多年生草本。茎直立，四棱形，上部分枝。叶卵形至披针状卵形，缘具粗齿，被微毛。轮伞花序组成顶生穗状花序；花萼管状钟形。花冠淡紫蓝色，二唇形。雄蕊4，伸出花冠；花柱先端具相等的2裂。小坚果，卵状长圆形，褐色。花期6～9月，果期9～11月。

【生境分布】　生于草坡或路旁林中，分布于全国各地，广泛栽培。

【采收加工】　5～8月枝叶茂盛时或花初开时割

取地上部分，阴干。

【性状鉴别】　本品茎呈四方柱形，四角有棱脊，表面黄绿色或灰黄色，毛茸稀少，或近于无毛；质轻脆，断面中央有髓，白色。老茎坚硬，木质化，断面中空。叶多已脱落，剩余的叶灰绿色，皱缩或破碎，两面微具毛；薄而脆。有时枝端有圆柱形的花序，土棕色，具短柄，花冠多脱落，小坚果藏于萼内。气清香，味淡。

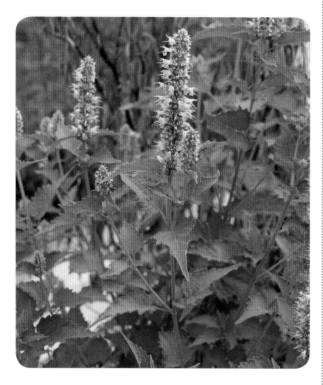

【性味功能】　味辛，性微温。有祛暑解表，理气开胃的功能。

【炮　制】　藿香：拣去杂质，除去残根及老茎，先摘下叶，茎用水润透，切段，晒干，然后与叶和匀。

藿梗：取老茎，水润透，切片晒干。

【主治用法】　用于暑湿感冒，胸闷，腹痛吐泻，食欲不佳。用量6～12克。

【现代研究】

1. 化学成分　本品含以甲基胡椒酚为主的挥发油，还含有微量的鞣质和苦味质。

2. 药理作用　本品煎剂对许兰氏毛癣菌等多种致病性真菌有抑制作用，其乙醚浸出液及醇浸出液亦能抑制多种致病性真菌。水煎剂对钩端螺旋体也有抑制作用。

【应　用】

1. 夏季感冒有头痛、腹痛、呕吐、腹泻：藿香、半夏、厚朴、白芷。水煎服。

2. 急性胃炎：藿香、厚朴、陈皮各6克，清半夏、苍术各9克，甘草3克。水煎服。

3. 中暑发热，呕恶：藿香、连翘、制半夏各6克，陈皮3克。水煎服。

4. 脾虚，呕吐腹泻：藿香、葛根、党参、白术各9克，木香3克。水煎服。

# 9 广藿香

【基　源】　本品为唇形科植物广藿香的全草。

【原植物】　别名：枝香。一年生草本，全株有柔毛。茎直立，老茎木栓化。叶对生，揉之有特异香气；叶卵圆形或长椭圆形，边缘有不整齐粗锯齿，轮伞花序密呈穗状花序式，基部有时间断，花萼筒状，萼齿5，急尖；花冠淡红紫色，冠檐近二唇形，上唇3裂，下唇全缘。小坚果近球形，稍扁。花期4月。

【生境分布】　广东、海南、广西有栽培。

【采收加工】　生长旺盛时采收，日晒夜堆2～3天，再晒干。

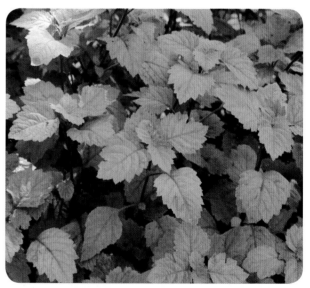

【性状鉴别】　干燥全草长30～60厘米，分枝对生。老茎略呈四方柱形，四角钝圆，表面灰棕色或灰绿色，毛茸较少，质坚不易折断，断面粗糙，黄绿色，中央有髓，白色。嫩茎略呈方形，密被柔毛，质脆易断，断面灰绿色。叶片呈灰绿色或黄绿色，多皱缩，破碎，两面被密柔毛，质柔而厚。气香，浓郁，味微苦而辛。

【性味功能】　味辛，性微温。有散邪化湿，和中止呕，理气开胃的功能。

【炮 制】 除去残根及杂质,叶另放;茎洗净,润透,切段,晒干,再与叶混匀。

【主治用法】 用于夏伤暑湿,寒热头痛,胸脘满闷,呕吐泄泻,腹痛纳杂,感冒夹湿。用量3～9克;水煎服。

【现代研究】

1. 化学成分 本品主要成分是挥发油,包含广藿香醇、广藿香酮、丁香油酚等,还含有多种倍半萜。

2. 药理作用 本品叶鲜汁抗菌作用。其水提物对高钾引起的离体豚鼠结肠带收缩有明显抑制。广藿香酮还能抑制青霉菌等霉菌的生长,可用于口服液的防腐。

【应 用】

1. 夏季感冒而兼有头痛、腹痛、呕吐、腹泻:广藿香、法半夏、苏叶、白芷、大腹皮、茯苓、白术、陈皮、厚朴、桔梗、甘草。水煎服。

2. 急性胃炎:广藿香、厚朴、陈皮各6克,苍术、清半夏各6克,甘草3克。水煎服。

3. 中暑而有发热、烦渴、恶心呕吐:广藿香、连翘、制半夏各6克,陈皮3克。水煎服。

# § 地笋(泽兰)

【基 源】 泽兰为唇形科植物地笋的地上部分。

【原植物】 别名:地瓜儿苗、提娄、地参。多年生草本。根茎横走,圆柱形,浅黄白色,节上有鳞叶及须根。叶对生,长圆状披针形,先端长锐尖,基部楔形,边缘有粗锯齿,脉有疏毛。轮伞花序腋生,花多密集;有毛,苞片刺尖,花萼钟状,5齿裂,有刺尖头,花冠白色,有腺点。小坚果扁平,暗褐色。花期6～9月。果期8～10月。

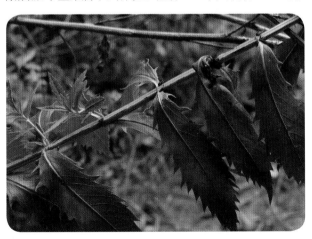

【生境分布】 生于沼泽地、沟边潮湿处或河边灌木丛中。分布于东北、华北及陕西、甘肃、贵州、四川、云南等省区。

【采收加工】 夏、秋间生长茂盛时采割,地上部分,晒干或阴干。

【性状鉴别】 本品呈方形,四面均有浅纵沟,长50～100厘米,直径2～5毫米,表面黄绿色或稍带紫色,节明显,节间长2～11厘米;质脆,易折断,髓部中空。叶对生,多皱缩,展平后呈披针形或长圆形,边缘有锯齿,上表面黑绿色,下表面灰绿色,有棕色腺点。花簇生于叶腋成轮状,花冠多脱落,苞片及花萼宿存。气微,味淡。

【性味功能】 味苦、辛,性微温。有行血,利尿,通经,散郁舒肝的功能。

【炮 制】 洗净,晒干。

【主治用法】 用于月经不调,经闭,痛经,瘀血腹痛,身面浮肿,跌打损伤,痈肿疮毒等。用量4.5～9克。水煎服。

【现代研究】

1. 化学成分 本品含糖类:葡萄糖,半糖,泽兰糖,水苏糖,棉子糖,蔗糖,另含虫漆蜡,白桦脂酸,熊果酸,β—谷甾醇等成分。

2. 药理作用 本品具有强心作用,可改善微循环障碍。

【应 用】

1. 血瘀经闭、经痛:泽兰6克,当归12克,白芍9克,甘草4.5克。水煎服。

2. 产后浮肿:泽兰、防己。研末,温酒或醋汤调服。

3. 跌打瘀肿:泽兰、红花6克,姜皮12克,宽筋藤、银花藤各15克。水煎洗,并敷患处。

4. 关节挫伤肿痛:鲜泽兰适量捣烂外敷。

# § 毛叶地瓜儿苗(泽兰)

【基 源】 泽兰为唇形科植物毛叶地瓜儿苗的干燥地上部分。

【原植物】 多年生草本。根茎横走,具节,先端肥大成圆柱形。茎直立,四棱形。叶长圆状披针形,先端渐尖,基部渐狭,具锐尖粗牙齿状锯齿。多花密集成轮伞花序;花萼钟形,具腺点;花冠白色,冠檐不明显二唇形。小坚果倒卵圆状四边形,褐色。花期6～9月,果期8～10月。

181

【生境分布】 生于沼泽地，水边等潮湿处。有栽培。分布于全国大部分地区。

【采收加工】 夏、秋间茎叶茂盛时采割，晒干。

【性状鉴别】 本品呈方柱形，少分枝，四面均有浅纵沟，表面黄绿色或带绿色，节处紫色明显，有白色茸毛；质脆，断面黄白色，髓部中空。叶对生，有短柄；叶片多皱缩，展平后呈披针形或长圆形，长5～10厘米；上表面黑绿色，下表面灰绿色，密具腺点，两面均有短毛；先端尖，边缘有锯齿。花簇生叶腋成轮状，花冠多脱落，苞片及花萼宿存，黄褐色。无臭，味淡。

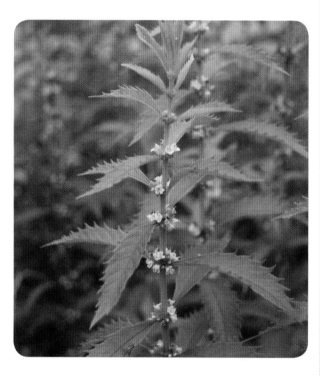

【性味功能】 味苦，性微温。有活血化瘀，行水消肿的功能。

【炮　制】 切除残根，拣去杂质，放清水中洗净泥屑，即捞起竖放，略润至梗软，切0.5～1厘米段片，晒干。

【主治用法】 用于月经不调，经闭，痛经，产后瘀血腹痛，水肿，痈肿疮毒，跌打损伤等。用量6～12克。

【现代研究】

1.化学成分 本品含挥发油，葡萄糖甙，鞣质和树脂；还含黄酮类，酚类，氨基酸，有机酸，皂甙，多种糖类等成分。

2.药理作用 本品具有强心作用，可改善微循环障碍。

【应　用】

1. 血瘀经闭、经痛：泽兰6克、当归12克、白芍9克、甘草4.5克。水煎服。

2. 产后浮肿：泽兰、防己。研末，温酒或醋汤调服。

3. 跌打瘀肿：泽兰、红花6克，姜皮12克，宽筋藤、银花藤各15克。水煎洗，并敷患处。

4. 关节挫伤肿痛：鲜泽兰适量捣烂外敷。

# 9 香薷

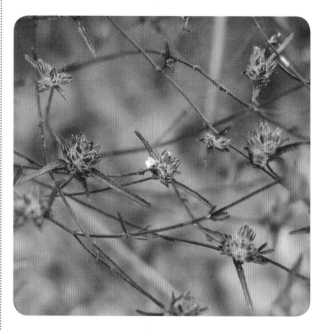

【基　源】 本品为唇形科植物香薷的全草。

【原植物】 别名：海州香薷。一年生草本，全株被柔毛。茎直立多分枝，四棱，紫褐色。叶对生，卵形或椭圆状披针形，疏被小硬毛，略带紫色，密生橙色腺点，边缘有钝齿。假穗状花序顶生，偏向一侧；苞片宽卵圆形，具针状芒，有睫毛，被橙色腺点；花萼钟状，5齿裂，顶端具针状芒；花冠淡紫色，二唇形，上唇直立，下唇3裂；强雄蕊。小坚果矩圆形，棕褐色。花期7～9月。

【生境分布】 生于山坡、田野、路旁、河岸及灌丛中。分布于除新疆和青海外的全国各地。

【采收加工】 夏、秋季抽穗开花时采收，晒干或鲜用。

【性状鉴别】 全体长14～30厘米，被白以短茸毛。茎多分枝，四方柱形，近基部圆形，直径0.5～5毫米；表面黄棕以，近基部常呈棕红色，节明显，节间长2～5厘米；质脆，易折断，断面淡黄色，叶对生，多脱落，皱缩或破碎，完整者展平后呈狭长披针形，长0.7～2.5厘米，宽约4毫米，边缘有疏锯齿，黄绿色或暗绿以；质脆，易碎。花轮密集成头状；苞片被白色柔毛；花萼钟状，先端5裂；花冠皱缩或脱落。小坚果4，包于宿萼内，香气浓，味辛凉。栽培品全体长35～60厘米，疏被较长的茸毛；茎较粗，节间长4～7厘米。以枝嫩、穗多、香气浓者为佳。

【性味功能】　味辛，性微温。有发汗解暑，和中利湿的功能。

【炮　制】　拣去杂质，用水喷润后，除去残根，切段，晒干即得。

【主治用法】　用于夏季感冒，发热无汗，恶寒腹痛，中暑，急性肠胃炎，胸闷，口臭，水肿，脚气等病。用量2.4～6克。

【现代研究】

1. 化学成分　本品全草含挥发油0.2%～1%，鲜茎叶含挥发油0.26%～0.59%，干茎含0.8%～2%，油中主含香薷酮约85%，还含6－甲基三十三烷、13～环己基二十六烷、β－谷甾醇、β－谷甾醇－3－β－D－葡萄糖甙、棕榈酸、亚油酸、亚麻酸、熊果酸、5－羟基－6、7－二甲氧基黄酮、5－羟基－7、8－二甲氧基黄酮等黄酮类成分。

2. 药理作用　本品有发汗解热作用，并可刺激消化腺分泌及胃肠蠕动，对肾血管能产生刺激而使肾小管充血，滤过压增大，呈现利尿作用；挥发油具有广谱抗菌和杀菌作用，并有直接抑制流感病毒的作用。

【应　用】

1. 胃肠型感冒，急性胃肠炎：香薷4.5克，厚朴6克，炒扁豆18克。水煎服。

2. 脚气水肿、肾炎水肿：香薷、茯苓、白术。水久煎服。

3. 口臭：香薷，水煎含漱。

4. 中暑：香薷9克，杏仁、黄芩、黄连。水煎服。

5. 预防感冒：香薷加工成香薷油喉片，口服。

# ⁹ 石香薷（香薷）

【基　源】　香薷为唇形科植物石香薷全草。

【原植物】　别名：江香薷、青香薷、细叶香薷。直立草本。茎四棱形，中上部茎具细浅纵槽，棱上有长柔毛，槽内为卷曲柔毛。叶对生，披针形，边缘具锐浅锯齿。总状花序密集成穗状，苞片覆瓦状排列；花萼钟形，上被

白色毛，萼齿5，果时基部膨大；花冠淡紫色，稀为白色，外被微柔毛。小坚果扁圆球形，具疏网纹。花期6月。

【生境分布】　生长于生荒地、田边、山边草丛等地；有栽培。分布于长江流域至南部各省区。

【采收加工】　6月花盛期采收，阴干。

【性状鉴别】　干燥全草，全体被毛，长约20～30厘米。茎细，上部方柱形，稍呈波状弯曲，有分枝；基部紫红色，上部灰绿色，节明显，节间长约3厘米；质脆，易折断，断面纤维性。叶对生，披针形，灰绿色至绿色，皱缩，易破碎，多无花序。气香，味辛凉而微有灼感。以苗矮，色青绿、叶多，枝嫩者为佳。

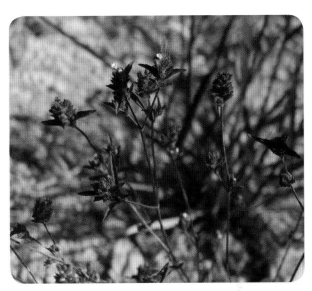

【性味功能】　味辛，性微温。有发汗解表，祛暑化湿，利尿消肿的功能。

【炮　制】　拣去杂质，用水喷润后，除去残根、切段、晒干即得。

【主治用法】　用于暑湿感冒，发热无汗，头痛，腹痛吐泻，水肿。用量3～9克。

【现代研究】

1. 化学成分　本品含挥发油，主要有长链烷烃、植物甾醇、植物甾醇甙、脂肪酸、熊果酸、7－甲基黄芩素、芹菜素、丁香酸、对香豆酸、木犀草素、咖啡酸和槲皮素等

2. 药理作用　本品挥发油不仅可以抑菌，且有杀菌作用。在试管中对A型脑膜炎双球菌抗菌作用很强，体外试验（鸡胚接种）对流感病毒具有一定灭活能力。

【应　用】

1. 胃肠型感冒，急性胃肠炎：香薷4.5克，厚朴6克，炒扁豆18克。水煎服。

2. 脚气水肿、肾炎水肿：香薷、茯苓、白术。水久煎服。

3. 口臭：香薷，水煎含漱。

4. 中暑：香薷9克，杏仁、黄芩、黄连。水煎服。

5. 预防感冒：香薷加工成香薷油喉片，口服。

# 爵床

【基　源】　本品为爵床科植物爵床的干燥全草。

【原植物】　一年生细弱匍伏草本，被疏毛。茎簇生，节上生根，节稍膨大。叶对生，卵形或长圆形，全缘，先端尖或钝，基部楔形。穗状花序顶生或腋生，花小而稠密；苞片有睫毛；花萼裂片4，有膜质边缘和睫毛；花冠淡红色，二唇形；雄蕊2；子房卵形，有毛。蒴果棒状，被白色短柔毛。种子4，黑褐色，卵圆形稍扁，有瘤状皱纹。花期6～9月，果期9～11月。

【生境分布】　生于山林草地、旷野路旁和沟谷等阴湿处。分布于山东、浙江、江苏、江西、福建、安徽等省区。

【采收加工】　6～9月采收全草，晒干。

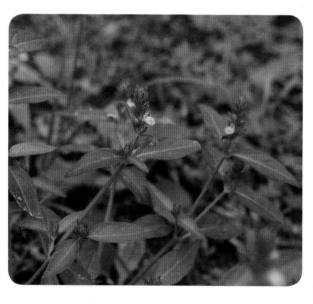

【性状鉴别】　本品全草长10～60厘米，根细而弯曲。茎具纵棱，直径2～4毫米，基部节上常有不定根；表面黄绿色；被毛，节膨大成膝状；质脆，易折断，断面可见白色的髓。叶对生，具柄；叶片多皱缩，展平后呈卵形或狼状披针形，两面及叶缘有毛。穗状花序顶生或腋生、苞片及宿存花萼均被粗毛；偶见花冠，淡红色。蒴果棒状，长约6毫米。种子4颗，黑褐色，扁三角形。气微，味淡。

【炮　制】　采得后，除去泥土、杂质等，鲜用；或晒干用。

【性味功能】　味淡微苦，性凉。有清热解毒，利湿消滞，活血止血，利尿，抗疟的功能。

【主治用法】　用于感冒发热，疟疾，咽喉肿痛，小儿疳积，痢疾，肠炎，肝炎，肾炎水肿，筋骨疼痛，痈肿疮疖等症。用量10～15克；外用适量。

【现代研究】

1. 化学成分　本品含爵床脂定A，山荷叶素，爵床脂定E，新爵床脂纱A、B、C、D等成分。

2. 药理作用　本品具有较强的抑菌作用，临床用治发热感冒、小儿肾炎等疾病。

【应　用】

1. 小儿肾炎：爵床45克，水煎服。

2. 结核性肛瘘：爵床、三叶五加各50克，水煎服。

3. 急性病毒性肝炎：爵床、积雪草、车前草各30克，水煎服。

4. 疟疾：爵床50克，水煎，于发作前三小时服下。

# 荆芥

【基　源】　本品为唇形科植物荆芥的干燥全草或花穗。

【原植物】　别名：香荆芥、四棱杆蒿。一年生草本，有强烈香气，被灰白色短柔毛。茎直立，四棱形，上部多分枝。叶对生，羽状深裂，线形，全缘，背面具凹陷腺点。轮伞花序；花小，浅红紫色，花萼漏斗状，倒圆锥形，有白色柔毛及黄绿色腺点；花冠二唇形，3裂。小坚果，卵形或椭圆形，光滑，棕色。花期6～7月。果期8～9月。

【生境分布】　生于田边、路旁，我国大部分地区多有栽培。

【采收加工】　秋季分别采收全草和花穗，晒干。

【性状鉴别】　茎方形，四面有纵沟，上部多分枝，淡紫色或淡绿色，被短柔毛，体轻质硬而脆，断面纤维状类白色，中心有白色髓，叶对生，叶片分裂，裂片细长，呈黄色、皱缩卷曲，破碎不全，顶端5齿裂，淡棕色或黄绿色，被短柔毛，内藏棕黑色小坚果，气芳香，味微涩而辛凉。以身干，色黄绿、茎细、穗多，无泥杂者为佳。

【性味功能】 味辛，性微温。生用有解表散风，透疹的功能。炒炭有止血的功能。

【炮　制】 去泥屑杂草，切除残根，抢水洗净，取出将穗头朝上竖放，待水沥干，切0.3～0.5厘米段片，晒干。

【主治用法】 用于感冒，发热，头痛，咽喉肿痛，麻疹不透，荨麻疹初期，疮疡初起，瘰疬等。炒炭用于吐血，衄血，便血，崩漏，产后血晕等。用量4.5～9克。

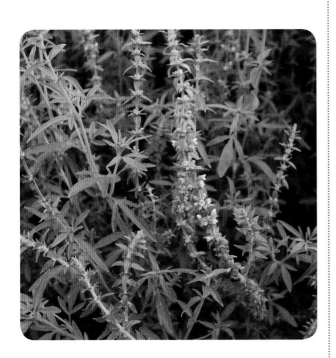

【现代研究】

1. 化学成分 本品主要含有挥发油，荆芥甙A、B、C，荆芥醇、荆芥二醇等单萜类化合物。亦分离出芹黄素葡萄糖甙、橙皮甙、香叶木素、橙皮素和黄色黄等黄酮类成分。

2. 药理作用 本品有抗菌和抗炎作用，解热镇痛作用，止血作用。荆芥油能降低正常大鼠体温，亦有镇静作用，荆芥油给兔灌胃，可见其活动减少，四肢肌肉略有松弛。荆芥油能明显延长乙酰胆碱和组胺混合液对豚鼠致喘的潜伏期，减少发生抽搐的动物数；亦能对抗乙酰胆碱或组胺引起的豚鼠气管平滑肌收缩；尚有祛痰作用。荆芥水煎剂对兔离体十二指肠平滑肌有较强的抑制作用。

【应　用】

1. 风热感冒，流感早期：荆芥、防风、羌活、独活、柴胡、前胡、枳壳、茯苓、桔梗各6克，川芎、甘草各3克。水煎服。

2. 咽炎、扁桃体炎：荆芥、桔梗、生甘草。水煎服。

3. 大便下血：荆芥炭、槐花炭。水煎服。

4. 荨麻疹、风疹：荆芥、薄荷、防风。水煎洗患处。

# 9 薄荷

【基　源】 本品为唇形科植物薄荷的地上部分。

【原植物】 多年生草本，揉搓后有特殊清凉香气。叶对生，长圆状披针形、椭圆形，基部楔形，具细锯齿，柔毛和腺点。轮伞花序腋生，花萼钟状，5齿裂；花冠淡紫色或白色；雄蕊4；子房4裂。小坚果长卵圆形，褐色。花期7～10月。果期10～11月。

185

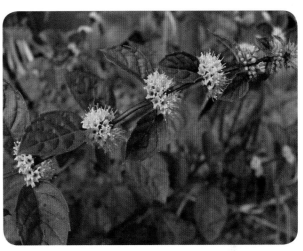

【生境分布】 生于溪边草丛中、山谷、坡地、路旁阴湿处，有栽培。分布于河南、安徽、江苏、江西等省区。

【采收加工】 夏、秋二季茎叶茂盛时，分次采割，晒干或阴干。

【性状鉴别】 根茎横生地下。全株气味芳香。茎表面紫色棕色或淡绿色，棱角处具茸毛，节间长2～5厘米；叶对生，表面绿色，下表面灰绿色。叶揉搓后有浓郁的芳香气，味辛，凉感浓。花小淡紫色，唇形，花后结暗紫棕色的小粒果。

【炮　制】 净制：除去老梗及杂质。

薄：将揉去叶子的净薄荷梗，洗净，润透，切节，晾干。薄荷粉：取原药材晒脆，去土及梗，磨成细粉，成品称薄荷粉。切制：喷淋清水，稍润，切段，晾干。

蜜制：先将蜜熔化，至沸腾时加太薄荷拌匀，用微火炒至微黄即可。每薄荷500千克，用蜂蜜180千克。

盐制：先将薄荷叶蒸至软润倾出，放通风处稍凉；再用甘草、桔梗、浙贝三味煎汤去渣，浸泡薄荷至透，另将盐炒热研细，投入薄荷内，待吸收均匀，即成。

【性味功能】　味辛，性凉。有疏散风热，清利咽喉，透疹的功能。

【主治用法】　用于风热感冒，咽喉肿痛，头痛，目赤，口疮，皮肤瘙痒，风疹，麻疹，透发不畅等。用量3～6克。后下，不宜久煎。

【现代研究】

1. 化学成分　叶含有挥发油，油中主成分为薄荷醇，其次为薄荷酮，还含乙酸薄荷酮、莰烯、柠檬烯、异薄荷酮、蒎烯、薄荷烯酮、树脂及少量鞣质、迷迭香酸、咖啡酸、葡萄糖苷和多种游离氨基酸等。

2. 药理作用　薄荷或薄荷油少量内服有兴奋中枢神经的作用；薄荷醇有局部麻醉和局部止痛作用；薄荷对四氯化碳所致的肝损伤有一定的保护作用，并有明显的利胆作用。

【应　　用】

1. 感冒，上呼吸道炎：薄荷、荆芥、防风、桔梗、甘草。水煎服。

2. 麻疹初期，疹透不快：薄荷、升麻、葛根、蝉蜕。水煎服。

3. 夏季感冒、头昏、发热、口渴、小便短赤：薄荷、生甘草各3克，石膏18克。水煎服。

4. 伤风感冒：鲜薄荷12克，生桑叶15克，生姜4片，红糖适量。水煎服。

# ⑤ 积雪草

【基　　源】　本品为伞形科植物积雪草的干燥全草。

【原 植 物】　别名：铜钱草、半边碗、半边钱。多年生匍匐草本。单叶互生，圆形或肾形，边缘有粗锯齿。伞形花序单生或2～5个簇生叶腋；总苞片2，卵形，每个伞形花序有花3朵，花白色，萼齿不显；花瓣5，顶端微向内弯曲；雄蕊5；子房下位。双悬果扁圆形，侧面扁压，幼时有柔毛，成熟时光滑，主棱线形，有网状纹相连。花期5～6月，果期7～8月。

【生境分布】　生于路旁、田边、山坡等阴湿处。分布于江苏、安徽、浙江、江西、湖南、湖北、福建、台湾、广东、广西、陕西、四川、云南等省区。

【采收加工】　夏秋二季采收全株，晒干。

【性状鉴别】　本品常卷缩成团状。根圆柱形，长2～4厘米，直径1～1.5毫米，表面浅黄色或灰黄色。茎细长弯曲，黄棕色，有细纵皱纹，节上常着生须状根。叶片多皱缩、破碎，完整者展平后呈近圆形或肾形，直径1～4厘米，灰绿色，边缘有粗钝齿；叶柄长3～6厘米，扭曲。伞形花序腋生，短小。双悬果扁圆形，有明显隆起的纵棱及细网纹，果梗甚短，气微，味淡。

【炮　　制】　除去泥沙杂质，洗净，切段，晒干。

【性味功能】　味甘、微苦、辛，性凉。有清湿解毒，利尿，消肿，凉血的功能。

【主治用法】　用于湿热黄疸，肝炎，胸膜炎，咽喉肿痛，痈疮肿毒，跌打损伤，毒蛇咬伤，疔疮溃疡。用量15～30克。

【现代研究】

1. 化学成分　本品含挥发油，主成分为左旋松樟酮，左旋薄荷酮，胡薄荷酮，α－蒎烯，β－蒎烯，棕檬烯，1～8－桉叶素，对－聚伞花素，异薄荷酮，异松樟酮，芳樟醇，薄荷醇及α－松油醇等。

2. 药理作用　本品有利胆、利尿、溶解结石和抑菌等作用，亦可增加免疫力。

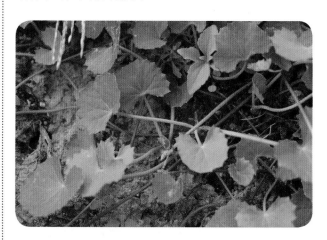

【应　　用】

1. 黄疸：鲜积雪草100克，天胡荽50克。水煎服。

2. 哮喘：积雪草50克，黄疸草、薜荔藤各15克。水煎服。

3. 痢疾：鲜积雪草、凤尾草、紫花地丁各100克，水煎服。

4. 跌伤肿痛、疔疮肿毒：积雪草30克。水煎服。或鲜积雪草 100 克，捣烂敷患处。

# ⑤ 紫苏（紫苏叶）

【基　　源】　紫苏叶为唇形科植物紫苏的干燥叶。

【原 植 物】　一年生草本，有特异香气。茎钝四棱形，绿色或绿紫色，密生长柔毛。叶对生，卵形或宽卵形，皱缩，先端尖，基部近圆形或阔楔形，边缘有粗锯，紫色，有柔毛。轮伞花序组成偏于一侧顶生或腋生总状花序；花冠白色或紫红色，二唇形；雄蕊 4，2 强；子房 4 裂，柱头 2 浅裂。小坚果近球形，灰褐色，花期 6～8 月。果期 8～10 月。

【生境分布】　生于村边、路旁或沟边。全国各地广泛栽培。

【采收加工】　6～8 月采摘叶，晒干。

【性状鉴别】　本品具有特异芳香，茎直立断面四棱，多分枝，密生细柔毛，绿色或紫色。叶对生，卵形或阔卵形，叶两面全绿或全紫，叶柄长 3～5 厘米，密被长柔毛；轮伞花序 2 花，白色、粉色至紫色，组成顶生及腋生偏向一侧的假总状花序。苞片卵形，全缘。花萼钟状，上唇 3 裂，宽大，下唇 2 裂。花冠管状，先端 2 唇形，上唇 2 裂微缺，下唇 3 裂。雄蕊 4 枚，子房 4 裂，花柱着生于子房基部，小坚果卵球形或球形，灰白色、灰褐色至深褐色，千粒重 0.8～1.8 克。

【炮　　制】　除去杂质，晒干。

【性味功能】　味辛，性温。有发散风寒，理气宽胸，解郁安胎，解鱼蟹毒的功能。

【主治用法】　用于外感风寒，头痛鼻塞，咳嗽，呕吐，鱼蟹中毒等。用量 5～9 克。气虚表虚者慎用。

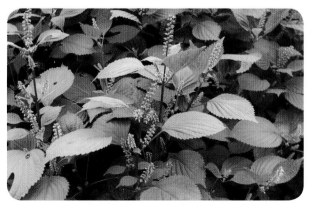

【现代研究】

1. 化学成分　本品主要含有挥发油、精氨酸、枯酸、矢车菊素葡萄糖甙类等。

2. 药理作用　本品有抗菌作用；解热作用；延长睡眠作用；止血作用。能促进消化液分泌，增强胃肠蠕动。紫苏粉提取物在油－水乳剂系统中有明显的抗氧化作用. 苏叶对放射性皮肤损害有保护作用. 紫苏梗能激发动物子宫内膜酶活性增长。

【应　　用】

1. 胃肠型感冒：紫苏叶、荆芥、防风、生姜各 6 克。水煎服。

2. 胃肠感冒恶心呕吐、腹泻：紫苏叶 4.5 克，川连 3 克。水煎服。

3. 鱼蟹中毒：紫苏叶 30 克。水煎服。

附注：其果实为紫苏子，嫩枝为紫苏梗药用。味辛，性温有发散风寒，理气宽胸，解郁安胎，解鱼蟹毒的功能。用量 5～9 克。

# ⑤ 紫苏子

【基　　源】　本品为唇形科草本植物紫苏的干燥成熟果实。

【原 植 物】　同紫苏。别名：苏子、黑苏子、铁苏子、杜苏子、炒苏子、炙苏子、苏子霜。

【生境分布】　生长于山坡、溪边、灌丛中。分布于江苏、浙江、湖北、河北、河南、四川等地，多系栽培。

【采收加工】　秋季果实成熟时采收，除去杂质，晒干。

【性状鉴别】　干燥的果实呈卵圆形或圆球形，长径 0.6～3 毫米，短径 0.5～2.5 毫米。野生者粒小，栽培者粒大。表面灰褐色至暗棕色或黄棕色，有隆起的网状花纹，较尖的一端有果柄痕迹。果皮薄，硬而脆，易压碎。种仁黄白色，富油质。气清香，味微辛。以颗粒饱满、均匀、灰棕色、无杂质者为佳。

【性味功能】　味辛，性温。有降气化痰，止咳平喘，润肠通便的功能。

【主治用法】　5～10 克，煎服。炒苏子药性较和缓，炙苏子润肺止咳之功效优。

【现代研究】

187

1. 化学成分　种子含脂肪油（45.30％）及维生素B1。

2. 药理作用　紫苏油有明显的降血脂作用，给易于卒中的自发性高血压大鼠喂紫苏油可延长其存活率，使生存时间延长。紫苏油还可提高实验动物的学习能力。实验证实其有抗癌作用。

【应　用】

1. 痰壅气逆，咳嗽气喘，痰多胸痞，甚则不能平卧之证：常配莱菔子、白芥子，如三子养亲汤。

2. 上盛下虚之久咳痰喘：配当归、肉桂、厚朴等温肾化痰下气之品，如苏子降气汤。

3. 肠燥便秘：常配杏仁、瓜蒌仁、火麻仁等，如紫苏麻仁粥。

【注意】　阴虚喘咳及脾虚便溏者慎用。

# ⑤ 水苏

【基　源】　本品为唇形科植物水苏的全草。

【原植物】　别名：野紫苏。多年生草本，高达30厘米。茎直立呈方状，一般不分枝，四棱粗糙。叶对生有短柄；叶片呈长椭圆状披针形，先端钝尖，基部呈心脏形，或近圆形，边缘有锯齿，上面皱缩，脉有刺毛。花数层轮生，集成轮伞花序，顶端密集成头状；萼如钟形，5齿裂，裂片先端锐尖刺，花冠淡紫红色，成筒状唇形，上唇圆形，全缘，下唇向下平展，3裂，有红点，雄蕊4枚；花柱着生子房底，顶端2裂。小坚果呈倒卵圆形，黑色光滑。花期为夏季。

【生境分布】　生长于田边、水边潮湿地。分布于南方各省（区）。

【采收加工】　夏季采收，晒干。

【性味功能】　味辛，性微温。有疏风解表，止血，消肿，解毒的功能。

【主治用法】　用于感冒，痧症，肺痿，肺痈，头风目眩，口臭，咽痛，痢疾，产后中风，吐血，衄血，血崩，血淋，跌打损伤。10～15克，水煎服。外用：可适量研末撒布或捣敷。

【应　用】

1. 吐血、下血：用水苏茎叶适量，煎汁服。

2. 吐血咳嗽：用水苏焙干研细，每服3克，米汤送下。

3. 头生白屑：用水苏煮汁或烧灰淋汁洗头。

【注意】　本品易走散真气，虚者宜慎。

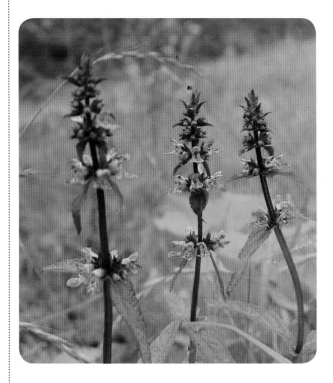

# ⑨ 菊（菊花）

【基　源】　菊花为菊科植物菊的花序。

【原植物】　别名：白菊花、杭菊、滁菊、怀菊、药菊、川菊。多年生草本，全株有白色绒毛。叶互生，卵圆形或卵状披针形，羽状浅裂，边缘有粗大锯齿或深裂。头状花序单生或数个顶生或腋生；总苞片3～4层半球形，外层苞片绿色，线形，中层苞片阔卵形，内层苞片干膜质长随圆形；花托半球形；边缘舌状花雌性，花冠白色、黄色、淡红色或淡紫色；管状花黄色。花果期9～10月。

【生境分布】　主产于河北、河南、安徽、江苏、浙江等省区。

【采收加工】　霜降前花盛开时，晴天采收，晒干。

【性状鉴别】　呈倒圆珠笔锥形，有时稍压扁呈扇状，直1.5～3厘米。离散，总苞蝶状，总苞片3～4层，卵形或椭圆形，草质，黄绿色或褐绿色，外面被柔毛，边缘膜质。花托半球形，外围舌状花数层，雌性，常类白色，劲直，上举，纵向皱缩，散生金黄色腺点。管状花多数，两性，位于中央，为状花所隐藏，黄色，顶端5齿裂；有的全为管状花或全为舌状花，瘦果不发育，无冠毛。体轻，质柔润，干时松脆。气清香，味甘、微苦。

【炮　制】　晒干用；亦可用鲜品。

【性味功能】　味甘、苦，性微寒。有散风清热，平肝明目，降压功能。

【主治用法】　用于风热感冒，头痛眩晕，耳鸣，目赤肿痛，眼花目昏，疔疮，肿毒，结膜炎，高血压等。用量6～18克。

【现代研究】

1. 化学成分　含有挥发油，还含有腺嘌呤、胆碱、水苏碱、矢车菊苷、氨基酸、黄酮类等。

2. 药理作用　菊花水煎液体外试验对金黄色葡萄球菌、乙型溶血性链球菌以及多种皮肤致病真菌有抑制作用；菊花粉水溶液给兔灌服有缩短凝血时间的效果。

【应　用】

1. 外感风热：菊花、桑叶、薄荷。水煎服。

2. 结膜炎：菊花、白蒺藜、木贼，水煎热气熏眼。

3. 高血压头痛：菊花、夏枯草、钩藤。水煎服。

4. 头晕眼花：菊花、茯苓、泽泻、山萸肉、枸杞子、淮山药、熟地、丹皮各6克。水煎服。

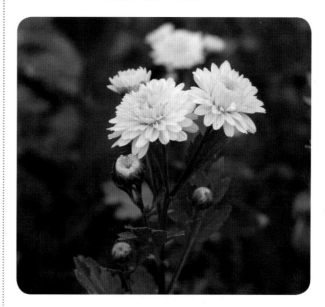

# ⑨ 野菊（野菊花）

【基　源】　野菊花为菊科植物野菊的头状花序。

【原植物】　别名：野菊花、山菊花。多年生草本。有横走的葡匐枝。茎簇生，直立，上部多分枝，被白色疏柔毛。叶互生，卵形，羽状半裂，浅裂或分裂不明显而边缘有浅锯齿，头状花序，排成伞房状圆锥花序或少数排成伞房花序。花黄色，瘦果。

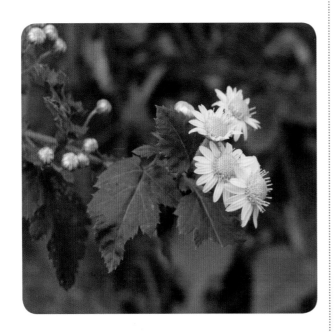

【生境分布】 生于路边、荒地及林缘。除新疆外，全国各地有分布。

【采收加工】 秋季花初开时采摘，拣去残叶，晒干或蒸后晒干。

【性状鉴别】 本品高25～100厘米，根茎粗厚，分枝，有长或短的地下匍匐枝。茎直立或基部铺展。基生叶脱落；茎生叶卵形或长圆状卵形，长6～7厘米，宽1～2.5厘米，羽状分裂或分裂不明显；顶裂片大；侧裂片常2对，卵形或长圆形，全部裂片边缘浅裂或有锯齿；上部叶渐小；全部叶上面有腺体及疏柔毛，下面灰绿色，毛较多，托叶具锯齿。头状花序，在茎枝顶端排成伞房状圆锥花骗子或不规则的伞房花序；总苞片边缘宽膜质；舌状花黄色，气微香，味苦。

【炮　制】 采收，去杂质，晒干。

【性味功能】 味苦、微辛，性微寒。有清热解毒，泻火，消肿，降血压，清肝明目的功能。

【主治用法】 用于头痛眩晕，目赤肿痛，疔疮肿毒，高血压病，肝炎，肠炎，蛇虫咬伤等。用量9～15克。外用适量，煎汤外洗或制膏外涂。

【现代研究】

1.化学成分 本品含挥发油、蒙花甙、木犀草素的甙、矢车菊甙、菊黄质、多糖、香豆精类、野菊花内酯。挥发油中主要为莰烯、樟脑、葛缕酮等成分。

2.药理作用 本品具有降压作用，抗病毒、抗菌作用，并可促进白细胞吞噬功能，对心肌缺血也有明显保护作用。

【应　用】

1. 疮疖肿毒，毒蛇咬伤：野菊花30克，水煎服。并洗敷患处。

2. 高血压，高脂血症：野菊花，开水泡，代茶饮。

3. 病毒性肝炎：野菊花、金银花、紫花地丁、大青叶各30克，紫背天葵10克。水煎服。

# 9 甘菊

【基　源】 菊科植物甘菊的头状花序作野菊花入药。

【原植物】 别名：北野菊、甘野菊、岩香菊。叶二回羽状分裂，一回全裂或几全裂。二回为半裂或浅裂。头状花序在茎枝顶端排成疏松或稍紧密的复伞房花序。总苞蝶形，苞片5层，全部苞片边缘白色或浅褐色膜质。花期5～11月。

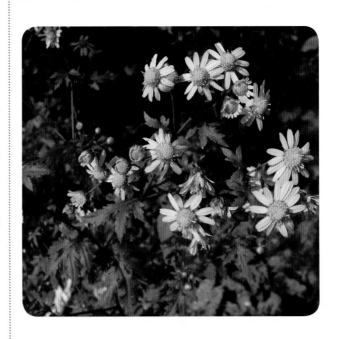

【生境分布】 生于山野路边、丘陵荒地及林地边缘。分布于东北、华北及华东，以及四川、湖北、云南、陕西、甘肃、青海及新疆东部。

【采收加工】 秋季花初开时采摘，拣去残叶，晒干或蒸后晒干。

【性状鉴别】 本品主根细。茎自基部分枝，被白色绵毛。叶灰绿色，叶片长圆形或卵形，二回羽状深裂，先端裂片卵形至宽线形，先端钝或短渐尖；叶柄长，基部扩大。总苞直径 7～12 毫米，被疏绵毛至几无毛；总苞片草质；花托凸起，锥状球形；花黄棕色，气香，味微苦、涩。

【性味功能】 味苦、辛，微寒。有清热解毒，消肿，凉肝明目，降血压的功能。

【主治用法】 用于头痛眩晕，目赤肿痛，疗疮肿毒，高血压病，肝炎，肠炎，蛇虫咬伤等。用量 9～15 克。外用适量，煎汤外洗或制膏外涂。

【现代研究】

1. 化学成分 本品全草和花含挥发油，油中含兰香油薁及原薁。还含母菊内酯、母菊内酯酮、胆碱和芹菜素等。

2. 药理作用 本品水煎醇沉制剂对离体兔心有显著扩张冠脉，增加冠脉流量的作用。还有抗病原微生物作用。

【应用】

同野菊。

# § 蓍（蓍草）

【基源】 蓍草为菊科植物蓍的全草。

【原植物】 别名：千叶蓍、洋蓍草。多年生草本，株高 30～100 厘米。根状茎葡萄。茎直立，密生白色长柔毛。叶披针形、矩圆状披针形或近条形，二至三回羽状全裂，叶轴上部有 1～2 个齿，裂片及齿披针形或条形，顶端有软骨质小尖，被疏长柔毛或无毛。头状花序多数，密集成复伞房状；总苞片 3 层，覆瓦状排列，绿色，龙骨瓣状，边缘膜质；舌状花白色、淡粉红色或紫红色；筒状花黄色。瘦果矩圆形，无冠毛。

【生境分布】 生于山坡湿草地。分布于东北、华北等省区。

【采收加工】 夏、秋季开花时采收地上部，晒干或鲜用。

【性状鉴别】 根状茎短；茎直立，具纵沟棱，疏被贴生长柔毛。叶条状披针形，长 3～9 厘米，宽 5～10 毫米，无柄，羽状浅裂或深裂，裂片条形或条状披针形，先端锐尖，具不等长的缺刻状锯齿，裂片和齿端有软骨质小尖头，两面疏生长柔毛。头状花序多数，集成伞房状；总苞钟状，长 4～5 毫米；总苞片 3 层，宽披针形，先端钝，边缘膜质，褐色，疏被长柔毛；舌状花 7～8，白色，

舌片卵圆形，长 1.5～2 毫米，顶端有 3 小齿；管状花白色，长 2～2.5 毫米；瘦果宽倒披针形，长约 3 毫米。

【炮制】 除去杂质，抢水洗净，稍润，切段，干燥，筛去灰屑。

【性味功能】 味辛、苦平，有小毒。有清热解毒，活血通经，消肿止痛的功能。

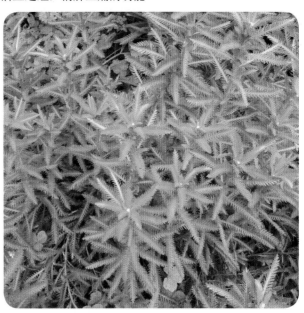

【主治用法】 用于闭经腹痛，急性肠炎，阑尾炎，扁桃体炎，风湿疼痛，毒蛇咬伤，肿毒等症。用量 3～9 克外用适量。

【现代研究】

1. 化学成分 本品含蓍素、α－樟脑、兰香油薁、去乙酰母菊内酯。尚含乌头酸、菊糖和胺叶素。此外还含氨基酸、生物碱、香豆素类、黄酮类、酚性成分及甾醇等。

2. 药理作用 本品试管内对金黄色葡萄球菌、大肠杆菌、绿脓杆菌、宋内氏痢疾杆菌、福氏痢疾杆菌具有高度抑菌作用。用蓍草注射液治疗各种炎症病人证明本品有较好的抗菌消炎作用。

【应用】

1. 胃痛：蓍草 0.9 克，嚼服。

2. 跌打肿痛：鲜蓍草、生姜加酒炖热搽患处。

3. 急性乳腺炎、急性扁桃体炎：蓍草 1 克，研粉，温开水冲服。

4. 急性外科感染、肠炎：蓍草注射液，肌肉注射。

# § 艾蒿（艾叶）

【基　源】　艾叶为菊科植物艾蒿的干燥叶。

【原 植 物】　多年生草本，密被灰白色绒毛。茎直立，基部木质化。叶互生，茎下部叶花时枯萎；茎中部叶具短柄，卵状椭圆形，羽状深裂，边缘具粗锯齿；上部叶无柄，全缘，披针形。头状花序顶生，多数排列成复总状；总苞片4层，密被绵毛；花托扁平；花冠筒状，红色，5裂。瘦果长圆形。花期7～10月，果期9～11月。

【生境分布】　生于荒地林缘、路旁沟边。分布于我国东北、华北、华东、西南及陕西、甘肃等省区。

【采收加工】　5～7月茎叶茂盛而未开花时采收叶片，晒干或阴干。

【性状鉴别】　茎类圆柱形，表面有纵棱，可见互生的枝、叶或叶基。上部有较密的柔毛。质坚脆，易折断，断面纤维性，中央有白色髓。叶皱缩或已破碎，裂片线形，两面均被柔毛。头状花序较多，半球形，总花梗细瘦，总苞叶线形，总苞片2～3列，边缘有白色宽膜片，背面被短柔毛，成熟花序可见倒卵形的瘦果。气浓香，味微苦。

【炮　制】　艾叶：拣去杂质，去梗，筛去灰屑。艾绒：取晒干净艾叶碾碎成绒，拣去硬茎及叶柄，筛去灰屑。艾炭：取净艾叶置锅内用武火炒至七成变黑色，用醋喷洒，拌匀后过铁丝筛，未透者重炒，取出，晾凉，防止复燃，三日后贮存。

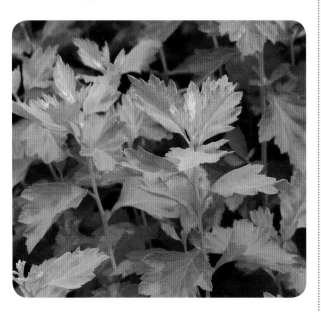

【性味功能】　味苦、辛，性温。有温经止血，散寒止痛，安胎的功能。

【主治用法】　用于功能性子宫出血，先兆流产，痛经，月经不调，吐血，鼻血，慢性气管炎，支气管哮喘，

急性痢疾和湿疹等症。用量3～6克；水煎服；外用适量。

【现代研究】

1. 化学成分　本品含艾草素、洋艾内酯等倍半萜类衍生物，还含有芝麻素、鹅掌楸树脂醇B二甲醚等木脂体类分合物以及艾黄素、异槲皮苷等黄酮类化合物和精油。

2. 药理作用　本品有抗菌、抗真菌、平喘、利胆、抑制血小板聚集、止血、抗过敏的作用。

【应　用】

1. 感冒：艾叶、龙芽草各15克，薄荷9克。水煎服。

2. 疟疾：艾叶15克，鸡蛋一个，水煎，发作前2小时服。

3. 久痢水止：艾叶、陈皮各15克，水煎饭前服。

4. 吐血、鼻血、便血、痔疮出血：艾叶、生地、侧柏叶各9克，荷叶6克，水煎服。

# 9　芙蓉菊

【基　源】　本品为菊科植物芙蓉菊的根、叶。

【原 植 物】　别名：千年艾、蜂菊、白芙蓉。半灌木，高达60厘米。茎多分枝，枝叶密生白色卷绒毛呈灰绿色。叶互生，形状多变，倒披针形、卵形或宽卵形，2～5深裂，部分裂片又再分裂，裂片长椭圆形，先端钝，基部偏斜；茎上部叶不裂，叶柄短。头状花序顶生，花小，异性，盘状；花黄绿色，全为管状花，边花雌性，中央花两性。瘦果5棱，顶端有撕裂状鳞片。

【生境分布】　生于山坡，海难。分布于福建、广东、广东等省区。

【采收加工】　全年可采根及叶，鲜用或晒干。

【性状鉴别】　本品多分枝；嫩茎略呈方柱形或圆柱形，表面被柔毛，质脆；老茎类圆柱形，直径0.4～0.7厘米，被黄褐色栓皮，有的可见稍膨大的节及稍凹陷的叶痕；具细纵纹，质脆易折断，断面不平坦，黄白色，实心，纤维性。叶互生，紧聚枝顶，呈矩匙形或矩倒卵形，叶脉向下表皮突出；两面密被灰白色短柔毛，顶端3～5齿裂，或分裂无锯齿，基部渐狭，质地厚。具短叶柄，长0.2～0.4厘米。头状花序盘状，直径约0.7厘米，有长0.6～1.5厘米的细梗，生于枝端叶腋，排成有叶的总状花序；总苞半球形；总苞片3层，外中层等长，椭圆形，钝或急尖，内层较短小，矩圆形，几无毛，具宽膜质边缘。气清香，味辛、苦。

【炮　制】　洗净，切片，鲜用或晒干。

192

【性味功能】 味辛、苦，性微温。有祛风除湿，解毒消肿，止咳化痰的功能。

【主治用法】 用于风寒感冒，麻疹，风湿关节疼痛，胃痛，支气管炎，百日咳，疔疮，乳腺炎。用量15～30克。

【现代研究】

1. 化学成分 本品含挥发油及黄酮类和多糖等，主要有蒲公英赛醇乙酸酯、蒲公英赛酮和蒲公英赛醇等成分。

2. 药理作用 本品具有促进胰岛素分泌的作用。

【应 用】

1. 乳腺炎：鲜千年艾叶适量，捣烂外敷患处。

2. 风寒感冒：千年艾15克。水煎，调冰糖服。

3. 痈疽初起，无名肿毒：鲜千年艾叶适量，红糖少许，捣烂外敷患处。

4. 疔疮：鲜千年艾叶、鲜野菊花叶各适量，捣烂，调蜜外敷患处。

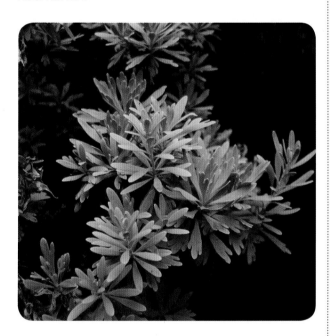

# 6 茵陈蒿

【基 源】 本品为菊科植物茵陈蒿的干燥地上部分。

【原植物】 别名：茵陈、白蒿、绒蒿。半灌木状多年生草本，根斜生，树根状或直生呈圆锥形。茎斜生，数个丛生，具纵沟棱。基生叶2回羽状分裂，下部叶裂片较宽短，常被短绢毛；中部以上的叶裂片细，毛发状，先端微尖；上部叶羽状分裂，3裂或不裂。不育枝叶向上部渐长大，1～2

回羽状全裂，裂片丝状线形。头状花序下垂，茎顶排列成扩展的圆锥状。瘦果。花期8～9月，果期9～10月。

【生境分布】 生于山坡、荒地、草地。分布于全国各地。

【采收加工】 春、秋季采收，晒干，称"绵茵陈"及"茵陈蒿"。

【性状鉴别】 本品干燥的幼苗多揉成团状，灰绿色，全体密被白毛，绵软如绒。茎细小，长6～10厘米，多弯曲或已折断；分枝细，基部较粗，直径1.5毫米，去掉表面的白毛后，可见明显的纵纹。完整的叶多有柄，与细茎相连，叶片分裂成线状。有特异的香气，味微苦。

【炮 制】 过筛，拣去杂质，除去残根，碾碎，再过罗去净泥屑。

【性味功能】 味苦、辛，性微寒。有清热利湿，利胆，退黄疸的功能。

【主治用法】 用于黄疸尿少，湿疮瘙痒，传染性黄疸型肝炎，胆囊炎。用量6～15克，水煎服。

【现代研究】

1. 化学成分 本品地上部分含挥发油，其成分萜类有：α－、β－蒎烯，柠檬烯等。还有酚类和苯氧基色原酮类成分。

2. 药理作用 本品有利胆保肝作用；解热、降血压、抗菌和消炎等作用。

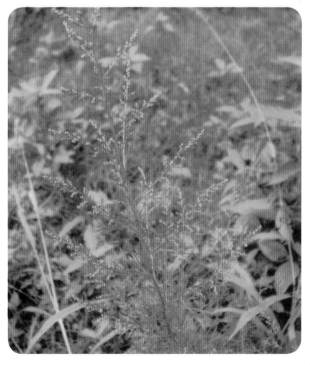

【应　用】

1. 急性黄疸型传染性肝炎、胆囊炎：茵陈蒿 50 克，栀子 12 克，大黄 9 克。水煎服。

2. 湿热黄疸，小便不利：菌陈 30 克，云苓 15 克，猪苓、白术各 12 克，泽泻 9 克，桂枝 6 克。水煎服。

3. 慢性黄疸型传染性肝炎、肝硬化：茵陈 18 克，熟附子、干姜各 9 克，炙甘草 3 克。水煎服。

4. 感冒：茵陈 15 克，水煎服。

# ❺ 猪毛蒿（茵陈）

【基　源】　茵陈为菊科植物猪毛蒿的去根幼苗。

【原植物】　别名：滨蒿、臭蒿、绵茵陈。多年

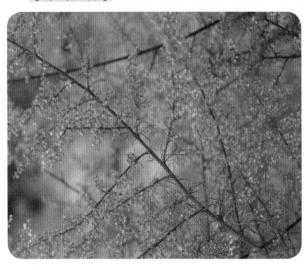

生草本，根单一，直生，纺锤形，茎单一，基部半木质化。全株幼时被灰白色娟毛，成长后高 40～100 厘米，基生叶有长柄，较窄，叶片宽卵形，裂片稍卵状，疏高；茎生叶，1～3 回羽状全裂。最线裂片线形，老时无毛，叶脉丝状。头状花序无梗或有短梗，偏侧着生成短穗，总苞片有宽膜质边缘。外层雌花 5～15 朵，以 10～12 个为常见，中部两性花 3～9 朵。花期 8～9 月，果期 9～10 月。

【生境分布】　喜生于砂地、河岸及盐碱地。分布于东北、华北、西北及台湾、湖北、广西、云南等地。

【采收加工】　春季幼苗高 6～10 厘米时采收或秋季花蕾长成时采割，除去杂质及老茎，晒干。春季采收的习称"绵茵陈"，秋季采割的称"茵陈蒿"。

【性状鉴别】　猪毛蒿幼苗卷缩成闭状，灰白色或灰绿色，全体客被白色茸毛，绵软如绒。茎细小，长

1.5～2.5 厘米，直径 0.1～0.2 厘米，除去表面白色茸毛后可见明显纵纹。质脆，易折断。叶具柄，展平后叶片长 1～3 厘米；小裂片卵形或稍呈倒披针形，条形，先端锐尖。气清香，味微苦。

【炮　制】　同"茵陈蒿"。

【性味功能】　味苦，性平微寒。有清湿热，退黄疸的功能。

【主治用法】　用于黄疸尿少，湿疮瘙痒，传染性黄疸型肝炎，胆囊炎。用量 6～15 克。

【现代研究】

1. 化学成分　本品全草含挥发油，其成分有丁醛、糠醛、桉叶素、葛缕酮。还含绿原酸、对-羟基苯乙酮、大黄素。

2. 药理作用　同"茵陈蒿"。

【应　用】

同茵陈蒿。

# ❺ 黄花蒿（青蒿）

【基　源】　青蒿为菊科植物黄花蒿的干燥地上部分。

【原植物】　别名：臭蒿、臭青蒿、草蒿。一年生草本。具浓烈挥发性香气。茎直立，具纵沟棱，无毛，多分枝。下部叶花时常枯萎；中部叶卵形，2～3 回羽状全裂，呈栉齿状，小裂片线形，先端锐尖，全缘或具 1～2 锯齿，密布腺点；上部叶小，常 1～2 回羽状全裂。头状花序，球形，极多数密集成扩展而呈金字塔形的圆锥状。花管状，黄色。花、果期 8～10 月。

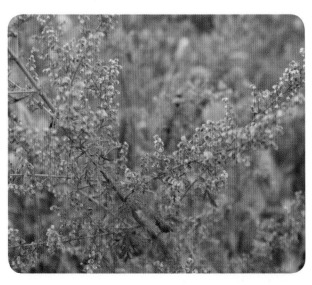

【生境分布】 生于旷野、山坡、路边、河岸。分布于全国各地。

【采收加工】 秋季花盛开时采割,除去老茎,阴干。

【性状鉴别】 本品干燥全草。茎圆柱形,表面浅棕色或灰棕色,有纵向棱线,质硬,折断面粗糙,中央有白色的髓,嫩枝具多数叶片,质脆,易碎裂。带果穗或花序的枝,叶片多已脱落,花序仅残存小球状棕黄色的苞片,如鱼子,质脆易碎。有特异香气,味苦,有清凉感。

【炮 制】 除去杂质,喷淋清水,稍润,切段,晒干。

【性味功能】 味苦,性寒。有清热凉血,解暑,除蒸,截疟的功能。

【主治用法】 用于暑邪发热,痢疾,骨蒸劳热,疟疾寒热,湿热黄疸。用量4.5～9克。

【现代研究】

1. 化学成分 本品含挥发油,油中成分有蛔蒿酮、异蛔蒿酮、τ-樟脑,1.8-桉叶素、丁香油烃和倍半烃醇等。

2. 药理作用 本品有抗疟、抗菌、抗寄生虫和解热作用。其所含的黄花蒿素可减慢心率,抑制心肌收缩力,降低冠脉流量。

【应 用】

1. 血虚发热、潮热盗汗,骨蒸劳热:青蒿、地骨皮各9克,白薇3克,秦艽6克。水煎服。

2. 紫斑:青蒿、升麻、鳖甲、当归、生地。水煎服。

3. 鼻出血:鲜青蒿,捣烂取汁加冷开水冲服。

4. 疟疾,寒热往来:黄花蒿、知母、生地黄各9克,牡丹皮6克。水煎服。

# ᠪ 萎蒿(红陈艾)

【基 源】 红陈艾为菊科植物萎蒿的干燥全草。

【原植物】 别名:狭叶艾、水蒿、刘寄奴。多年生草本,高达1米多。具匍匐茎。茎下部带紫色,无毛,顶端略被白色细柔。上部有直立花序枝。下部叶花期枯萎;叶互生,茎中部叶密集,羽状深裂,侧裂片1～2对,条披针形,先端渐尖,有浅锯齿,基部渐窄成楔形短柄;上部叶3裂或不裂,条形,全缘。头状花序有短柄,多数密

集成窄长的复总状花序,苞叶条形;总苞近钟形,干膜质;花全为管状,缘花雌性,中央两性;雄蕊5。瘦果微小,无冠毛。

【生境分布】 生于低山区向阳处。分布于东北及河北、山西、四川等省。

【采收加工】 秋季采收,多为鲜用。

【性味功能】 味苦、辛,性温。有破血行瘀,下气通络的功能。

【主治用法】 用于产后瘀血停积小腹胀痛,跌打损伤,瘀血肿痛,因伤而大小便不利。用量9～15克,作散剂、酒剂、煎剂。生用或酒炒用。

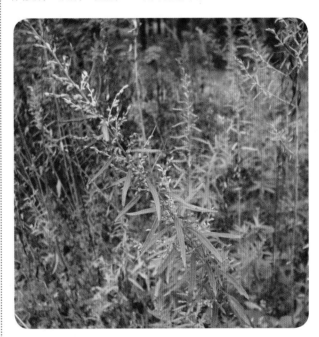

【应 用】

1. 产后瘀血停积小腹胀痛:鲜红陈艾15克。水煎服。

2. 跌打损伤,瘀血肿痛:红陈艾15克。酒浸七日,外敷肿痛伤处,鲜红陈艾捣烂取汁洗敷患处。

# ᠪ 白苞蒿(鸭脚艾)

【基 源】 鸭脚艾为菊科植物白苞蒿的干燥全草。

【原植物】 别名:四季菜、真珠菜、珍珠菊、鸭脚菜。多年生草本。茎生叶有柄和假托叶;叶片广卵形,羽状分裂,裂片2～5,卵状椭圆形或椭圆状披针形像鸭脚,先端圆钝或短尖,基部楔形,边缘具锐锯齿,顶端裂片3浅,茎上部叶无柄,3裂。头状花序小而极多,形成顶生穗状

花序；总苞片白色，膜质；花黄色，缘为雌花，盘花为两性花，均为管状。瘦果椭圆，无毛。花期8～9月，果期9～10月。

【生境分布】　生于山坡、草地上。分布于华东及中南地区；有栽培。

【采收加工】　春、秋季采收全草，晒干或鲜用。

【性状鉴别】　本品茎有棱，灰棕色，直径5～10毫米。叶羽状深裂，裂片3～5，上面无毛，下面沿脉有微毛。茎梢头状花序集成圆锥状花序，花细小，白色或浅黄色，气微弱，味淡。

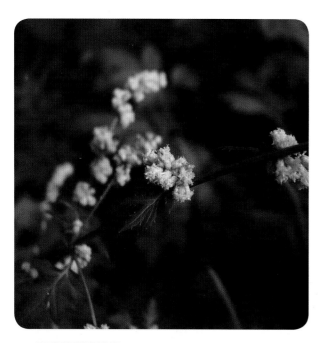

【炮　制】　去杂质，晒干。

【性味功能】　味甘、微苦，性平。有理气，活血调经，利湿，解毒，消肿的功能。

【主治用法】　用于月经不调，闭经，慢性肝炎，肾炎水种，荨麻疹，腹胀；外用于跌打损伤，外伤出血，烧、烫伤，疮疡，湿疹。用量9～18克，水煎服。

【现代研究】

1. 化学成分　本品含挥发油，成分有黄酮苷、酚类，还含氨基酸及香豆素等物质。

2. 药理作用　本品保肝利胆作用和抗菌作用。

【应　用】

1. 慢性肝炎，肝硬化：鸭脚艾18克。水煎服。

2. 跌打损伤：鲜鸭脚艾，捣烂外贴敷患处。

3. 外伤出血，烧、烫伤：鸭脚艾适量，研粉，撒敷伤处。

4. 疮疡，湿疹：鸭脚艾适量，水煎汤，洗患处，并研末撒敷患处。

# 6　角蒿

【基　源】　本品为紫葳科植物角蒿的全草。

【原植物】　别名：羊角草、羊角蒿、羊羝角棵。一年生至多年生草本，具分枝的茎，高达80厘米。根近木质而分枝。叶互生；叶柄长1～3厘米；叶片2至3回羽状细裂，形态多异，小叶不规则细裂，末回裂片线状披针形，具细齿或全缘。顶生总状花序，疏散，长达20厘米；花梗长1～5毫米；小苞片绿色，线形，长3～5毫米；花萼钟状，绿色带紫红色，长、宽均约5毫米，萼齿间皱褶2浅裂；花冠淡玫瑰色或粉红色，有时带紫色，钟状漏斗形，先端5裂，裂片圆形；雄蕊4，2强，花药成对靠合；子房上位，2室，柱头2裂。蒴果淡绿色，细圆柱形，先端尾状渐尖，长3.5～5.5（～10）厘，粗约5毫米。种子扁圆形，细小，直径约2毫米，四周具透明的膜质翅，先端具缺刻。花期5～9月，果期10～11月。

【生境分布】　生长于山坡、田野。分布东北、华北、西南等地。

【采收加工】　7～8月，割取全草，晒干。

【性状鉴别】　全草长30～100厘米。茎圆柱形，多分枝，表面淡绿色或黄绿色，略具细棱或纵纹，光滑无毛；质脆，易折断，断面黄白色，髓白色。叶多破碎或脱落，茎上部具总状排列的蒴果，呈羊角状，长4～9.8厘米，直径0.4～0.6厘米，多开裂，内具中隔。种子扁平，具膜质的翅，气微，味淡。

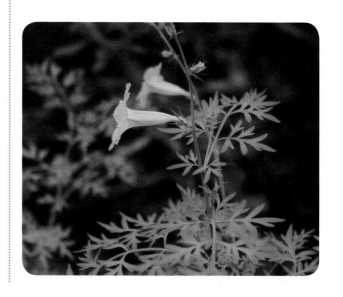

【性味功能】 味辛、苦,性平;有祛风燥湿,杀虫止痒的功能。

【主治用法】 用于风湿痹痛,跌打损伤,口疮,齿龈溃烂,耳疮,湿疹。一般外用:适量,烧存性研末掺,或煎汤熏洗。

【应 用】

1. 齿龈宣露:角蒿灰夜敷龈龈间使满,勿食油。

2. 口中疮久不瘥,入胸中并生疮:角蒿灰敷之,有汁吐之,不得咽也。

3. 小儿口疮:角蒿灰贴疮。

4. 月蚀耳疮:蒿灰掺之良

# ⑤ 茺蔚（益母草）

【基 源】 本品为唇形科植物益母草的地上部分。

【原植物】 别名:茺蔚、益母蒿。一或二年生草本。叶对生,掌状3裂,密生细毛。轮伞花序腋生,粉红色或淡紫红色;苞片刺状,花萼钟形,有毛,二唇形。小坚果长圆状三棱形,淡褐色,光滑。花期6～9个月。果期9～10个月。

【生境分布】 生于阳山坡草地、田梗、路旁等处。分布于全国各地。

【采收加工】 夏季植株生长茂盛时,花未全开时割取地上部分晒干。

【性状鉴别】 本品呈方柱形,四面凹下成纵沟,表面灰绿色或黄绿色,密被糙伏毛。质脆,断面中部有髓。叶交互对生,多部落或列存,皱缩破碎,完整者下部叶掌状3裂,中部叶分裂成多个长圆形线状裂片,上部叶羽状深裂或浅裂成3片。轮伞花序腋生,花紫色,多脱落。花序上的苞叶全缘或具稀齿,花萼突存,筒状,黄绿色。气微,味淡。

【炮 制】 拣去杂质,洗净,润透,切段,晒干。

【性味功能】 味苦、辛,性微寒。有活血调经,祛瘀生新,利尿消肿的功能。

【主治用法】 用于月经不调,痛经,产后瘀血腹痛,肾炎浮肿,小便不利,跌打损伤,疮疡肿毒。用量10～30克。

【现代研究】

1. 化学成分 本品含益母草碱,水苏碱,前西班牙夏罗草酮,西班牙夏罗草酮,鼬瓣花二萜,前益母草二萜及益母草二萜等成分。

2. 药理作用 本品具有抗血小板聚集、凝集作用,改善冠脉循环和保护心脏的作用,且能抗肾功能衰竭,并有抑菌作用,兴奋子宫作用。

【应 用】

1. 产后恶露不绝:益母草9克,红枣20克,加红糖水煎服。

2. 月经不调:益母草、当归、赤芍、木香。研末吞服。

3. 痛经:益母草、香附、当归、白芍、炙甘草。水煎服。

4. 急性肾炎:益母草,水煎服。

附注:益母草果实作茺蔚子入药。味辛、苦,性微寒。有活血调经,清肝明目的功能。用于月经不调,经闭,头晕胀痛。

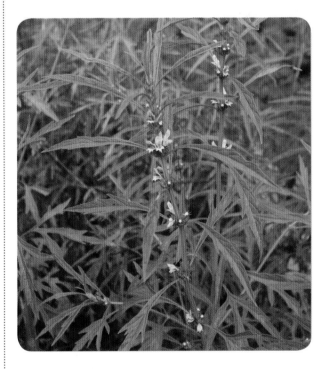

# ⑤ 錾菜（益母草）

【基 源】 益母草为唇形科植物錾菜的干燥地上部分。

【原植物】 多年生直立草本。茎密被贴生倒向微柔毛。茎下部叶卵圆形,三裂达中部,近革质,上面密被糙状小硬毛,茎中部以上叶不裂,具齿或全缘。轮伞花序多花,远离,小苞片刺状;花萼筒状,前2齿靠合;花冠白色，略具紫色脉纹，筒内有毛环，下唇3裂，中裂片倒心形。小坚果矩圆状三棱形。

【生境分布】 生于山坡草地、田埂、路旁、溪边向阳处。分布于辽宁、山东、河北、河南、山西、陕西南部、甘肃南部、安徽及江苏。

【采收加工】 夏季植株生长茂盛，花未全开时割取地上部分晒干。

【性状鉴别】 本品呈方柱形，表面有纵槽，密被贴生的微柔毛，节间处尤密。叶对生，近革质，暗绿色，多已脱落或破碎，完整者展平后呈卵圆形，边缘有疏粗锯齿，两面有小硬毛，下面散有黄色腺点，叶脉在上面下陷，在下面隆起，使之叶面具有皱纹，叶柄长 1～2 厘米；中部以上的叶长圆形，边缘疏锯齿，叶柄长不及 1 厘米。轮伞花序腋生，花萼筒状，长 7～8 毫米，萼齿长 3～5 毫米，花冠唇形，灰白色，小坚果长圆状三棱形，黑色，表面光滑。气微，味淡。

【炮　制】 拣去杂质，洗净，润透，切段，晒干。

【性味功能】 味苦、辛，性微寒。有活血调经，祛瘀生新，利尿消肿的功能。

【主治用法】 用于产后瘀血腹痛。用量 10～30克。外用鲜品适量捣敷患处。

【现代研究】

1. 化学成分　暂无。
2. 药理作用　暂无。

【应　用】

同益母草。

附注：其果实为中药茺蔚子。秋季果实成熟时，割下全草，晒干，打下果实。

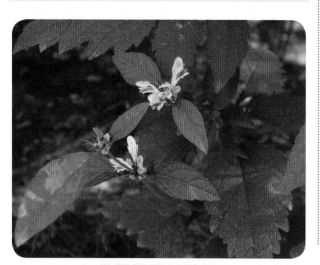

威灵仙日扫描草本

# 9 细叶益母草（益母草）

【基　源】 益母草为唇形科植物细叶益母草的地上部分。果实为茺蔚子。

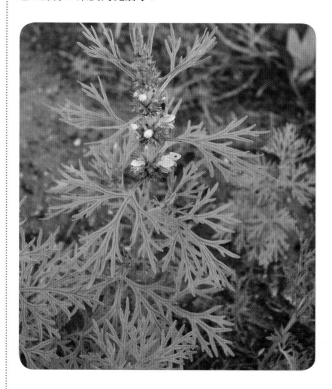

【原植物】 别名：四美草、风葫芦、风车草。一年生或二年生草本，高达 120 厘米。茎直立，四棱形，有节，有倒生糙伏毛，多分枝。叶对生，全花冠粉红色至紫红色，掌状3裂，裂片线形。花冠较大，外有长柔毛，下唇短于上唇。花萼外面中部密生柔毛。花期 7～9 月。果期 9～10 月。

【生境分布】 内蒙古、河北及陕西。

【采收加工】 全草：夏季植株花未全开时割取地上部分晒干。果实：秋季果实成熟时采收。

【性状鉴别】 本品茎中部叶呈卵形，基部宽楔形，掌状三全裂，裂片又羽状分裂成线状小裂片。花序上的苞叶明显三深裂，小裂片线状。

【炮　制】 拣去杂质，洗净，润透，切段，晒干。

【性味功能】 全草：味苦、辛，性微寒。有活血调经，祛瘀生新，利尿消肿的功能。果实：味辛、苦，性微寒。有活血调经，清肝明目的功能。

【主治用法】 全草：用于月经不调，痛经，产后瘀血腹痛，肾炎浮肿，小便不利，跌打损伤，疮疡肿毒。

用量 10 ～ 30 克。外用鲜品适量捣敷患处。果实：用于月经不调，经闭，痛经，产后瘀血腹痛，目暗不明，头晕胀痛。用量 4.5 ～ 9 克。瞳孔扩大者慎用。

【现代研究】

1. 化学成分　本品含益母草碱，4 －胍基－1 －丁醇，4 －胍基－丁酸，精氨酸，益母草碱亚硝酸盐，还含细叶益素养草萜，异细叶益母草萜及细叶益母草萜内酯。

2. 药理作用　本品具有抗血小板聚集、凝集作用，兴奋子宫作用。

【应　　用】

同益母草。

# ☙ 长冠夏枯草（夏枯草）

【基　　源】　夏枯草为唇形科植物长冠夏枯草的干燥果穗。

【原植物】　别名：山菠菜。植株粗壮，花冠明显超出于花萼，长约为萼长的 2 倍，长 18 ～ 21 毫米。苞片扁圆形端尾状尖头，外被柔毛，花萼上唇先端 3 齿呈刺芒状。果穗呈长圆形。

【生境分布】　生于荒地、路旁及山坡草丛中。分布于东北及山西、山东、江苏、浙江、安徽、江西等地。

【采收加工】　夏季果穗呈红色时采收，除去杂质，晒干。

【性状鉴别】　本品与夏枯草相似，但花冠较长，18 ～ 221 毫米。

【炮　　制】　同夏枯草。

【性味功能】　味苦、辛，性寒。有清肝火，明目，散郁结，消肿的功能。

【主治用法】　用于目赤肿痛，头痛眩晕，瘰疬，瘿瘤，乳痈肿痛；甲状腺肿大，淋巴结结核，乳腺增生症，高血压症。用量 9 ～ 15 克。

【现代研究】

1. 化学成分　同夏枯草。

2. 药理作用　同夏枯草。

【应　　用】

1. 颈部慢性淋巴结炎、淋巴结核，甲状腺肿：夏枯草 30 克，水煎服。

2. 淋巴结核：夏枯草，何首乌，熬膏，早晚各服一匙。

3. 急性结膜炎，流行性角结膜炎：夏枯草、菊花各

15 克，蒲公英 30 克。水煎服。

4. 高血压：夏枯草、决明子各 30 克，水煎服。

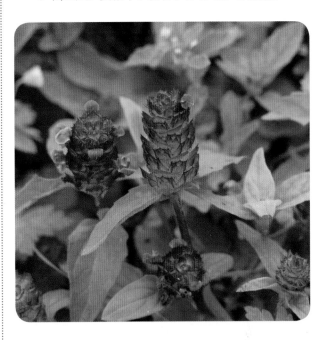

# ☙ 硬毛夏枯草（夏枯草）

【基　　源】　夏枯草为唇形科植物硬毛夏枯草的干燥果穗。

【原植物】　别名：刚毛夏枯草、白毛夏枯草。植株各部具明显的刚毛，花冠蓝紫色，上唇盔部脊上具有明显刚毛。果穗呈椭圆形，长 2 ～ 4 厘米，直径 1 ～ 1.2 厘米，紫褐色，苞片外有具节硬毛。

【生境分布】　生于荒地、路旁及山坡草丛中。分布于云南、四川（西昌）和西藏地区。

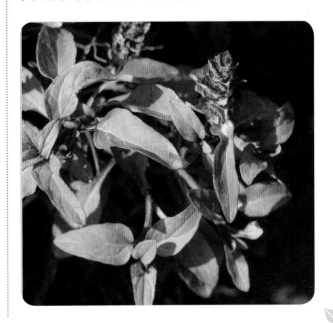

【采收加工】　夏季果穗呈红色时采收，除去杂质，晒干。

【性状鉴别】　本品与夏枯草相似，但外面有硬粗毛。

【炮　　制】　同夏枯草。

【性味功能】　味苦、辛，性寒。有清肝火，明目，散郁结，消肿的功能。

【主治用法】　用于清热消炎，活血祛瘀，止血接骨等。用量9～15克。

【现代研究】

1. 化学成分　同夏枯草。

2. 药理作用　同夏枯草。

【应　　用】

同长冠夏枯草。

# § 夏枯草

【基　　源】　本品为唇形科植物夏枯草的果穗。

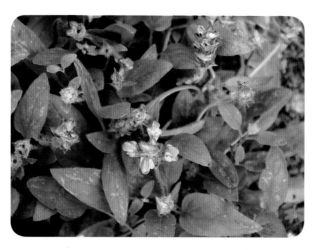

【原植物】　别名：铁色草、大头花、夏枯头。多年生草本，被白色毛。茎四棱，淡紫红色，基部斜升。叶对生，卵状长圆形或卵圆形，全缘或有微波状齿。轮伞花序顶生聚成穗状；苞片宽心形，有硬毛，脉纹放射状，边缘有睫毛，浅紫色，每苞片内有花3朵。花萼唇形；花冠二唇形，上唇光端3短齿，紫色、蓝紫色或红紫色。小坚果4，黄褐色，三棱，椭圆形。花期4～6月。果期7～10月。

【生境分布】　生于荒坡、草地、溪边、林边及路旁。分布于全国各省。

【采收加工】　夏季果穗呈红色时采收，除去杂质，晒干。

【性状鉴别】　本品呈棒状，略扁，长1.5～8厘米，直径0.8～1.5厘米，淡棕色至棕红色。全穗由数轮至10数轮宿萼与苞片组成，每轮有对生苞片2片，呈扇形，先端尖尾状，脉纹明显，外表面有白毛。每一苞片内有花3朵，花冠多已脱落，宿萼二唇形，内有小坚果4枚，卵圆形，棕色，尖端有白色突起。体轻。气微，味淡。

【炮　　制】　净制：拣去杂质，去柄，筛去泥土即得。

【性味功能】　味苦、辛，性寒。有清火，明目，散结，消肿的功能。

【主治用法】　用于目赤肿痛，羞明流泪，头痛眩晕，口眼歪斜，筋骨疼痛，肺结核，急性黄疸型传染性肝炎，血崩，带下，瘰疬，瘿瘤，甲状腺肿大，淋巴结结核，高血压症，乳腺增生等症。用量9～15克。水煎服。

【现代研究】

1. 化学成分　全草含三萜皂甙，其甙元是齐墩果酸，尚含游离的齐墩果酸、熊果酸、芸香甙、维生素B1、维生素C、维生素K、胡萝卜素、树脂、苦味质、鞣质、挥发油、生物碱等。花穗含飞燕草素和矢车菊素的花色甙、d－樟脑、d－小茴香酮、熊果酸。

2. 药理作用　本品的水浸出液、乙醇－水浸出液和30％乙醇浸出液，对麻醉动物有降低血压作用。煎剂对痢疾杆菌、伤寒杆菌、霍乱弧菌、大肠杆菌、变形杆菌、绿脓杆菌和葡萄球菌、链球菌有抑制作用。

【应　　用】

同长冠夏枯草。

# § 奇蒿（南刘寄奴）

【基　　源】　南刘寄奴为菊科植物奇蒿的干燥全草。

【原植物】　多年生草本，被白色细绒毛。叶卵状椭圆形，先端渐尖或尾状渐尖，基部下延稍包茎，边缘具锯齿。头状花序钟状，密集成圆锥花序；总苞棕黄色，膜质；花全部为管状。瘦果长圆形或椭圆形。花期7～9月。果期8～10月。

【生境分布】　生于旷野、杂草丛中。分布于江苏、安徽、浙江、江西、福建、湖北、湖南、广东、广西、四川等省区。

【采收加工】 于7～8月采收全草，晒干，防止变黑。

【性味功能】 味辛、苦，性平。有清暑利湿，活血行瘀，通经止痛，敛疮消肿的功能。

【主治用法】 用于中暑，头痛，肠炎，痢疾，经闭腹痛，产后血瘀，风湿疼痛，跌打损伤，痈肿；外用于创伤出血，乳腺炎。用量3～9克；外用适量捣敷或研末撒。

【应 用】

1. 创伤出血：鲜奇蒿适量，捣烂外敷或研末撒敷患处。

2. 血气胀痛：南刘寄奴，研末，煎酒服。

3. 霍乱成痢：南刘寄奴，煎汁饮。

4. 赤白下痢：南刘寄奴、乌梅、白姜等份，水煎服。

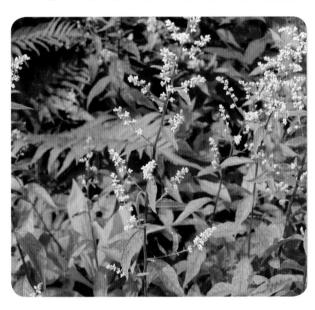

## ⑤ 旋覆花

【基 源】 本品为菊科植物旋覆花的头状花序。

【原 植 物】 别名：金佛草、金佛花、黄熟花。叶互生，长圆形，先端尖，基部渐狭或急狭或有半抱茎小耳。头状花序较小，直径2.5～4厘米，单生或数个排成疏散伞房状；外层披针形，基部革质，内层苞片干膜质；舌状花黄色；管状花两性。瘦果圆柱形。花期7～10月。果期9～10。

【生境分布】 生于河滩、路边阴湿地。分布于全国大部分地区。

【采收加工】 夏秋季花开放时采摘头状花，晒干。

【性状鉴别】 本品呈扁球形或类球形。总苞由多数苞片组成，呈覆瓦状排列，苞片披针形或条形，灰黄色；总苞基部有时残留花梗，苞片及花梗表面被白色茸毛，舌状花1列，黄色，多卷曲，常脱落，先端3齿裂；管状花多数，棕黄色，先端5齿裂；子房顶端有多数白色冠毛。有的可见椭圆形小瘦果。体轻，易散碎。气微，味微苦。

【炮 制】 旋覆花：除去梗、叶及杂质。

蜜旋覆花：取净旋覆花，照蜜炙法炒至不粘手。

【性味功能】 味苦、辛、咸，性微温。有降气消痰，行水止呕的功能。

【主治用法】 用于风寒咳嗽，痰饮蓄结，胸膈痞满，咳喘痰多，呕吐噫气，心下痞硬。用量3～9克。包煎。

【现代研究】

1. 化学成分 本品含蒲公英甾醇、槲皮素、异槲皮素、氯原酸、咖啡酸。

2. 药理作用 本品平喘、镇咳、抗菌作用。其所含的绿原酸能显著增加大鼠、小鼠的小肠蠕动；绿原酸、咖啡酸、奎宁酸均可增加子宫的张力。

【应 用】

1. 脾胃虚寒所致呕吐、呃逆：旋覆花、党参、生姜各9克，代赭石9克，半夏、炙甘草各6克，水煎服。

2. 急慢性气管炎：旋覆花、桔梗、桑白皮、半夏、栝蒌仁。水煎服。

3. 咳嗽痰多，胸闷气急：旋覆花、桑白皮、苏子各9克，杏仁、生甘草各6克。水煎服。

附注：其干燥地上部分亦供药用，称"金沸草"。

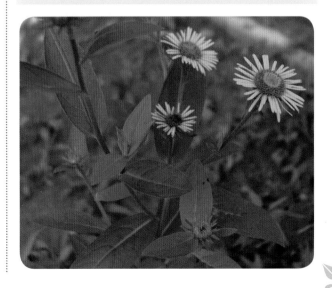

201

# § 欧亚旋覆花

【基源】 旋覆花为菊科植物欧亚旋覆花的头状花序。

【原植物】 别名：大花旋覆花。多年生草本，高20～70厘米。基部叶花期枯萎；中部叶长椭圆形，茎1～2.5厘米，基部宽大，心形或有耳，无柄半抱茎，具疏齿或近全缘，有毛；上部叶渐小。头状花序；总苞半球形，外层上部叶质，下部革质，密被柔毛，内层披针状线形。舌状花黄色，管状花两性，被短毛。瘦果有毛。花期6～10月。果期9～11月。

【生境分布】 生于河滩、山谷、田梗、草丛及湿地。分布于新疆，黑龙江，内蒙古，华北东部等省区。

【采收加工】 夏秋季花开放时采摘头状花序，晒干。

【性味功能】 味苦、辛、咸，性微温。有降气，消痰，行水，止呕的功能。

【主治用法】 用于风寒咳嗽，痰饮蓄结，胸膈痞满，咳喘痰多，呕吐，心下痞硬。用量3～9克。包煎。

【应用】
同旋覆花。

附注：其干燥地上部分亦供药用，称"金沸草"。金沸草有降气，消痰，行水的功能。用于风寒咳嗽，痰饮蓄结，痰壅气逆，胸膈痞满，喘咳痰多；外治疔疮肿毒。用量4.5～9克。

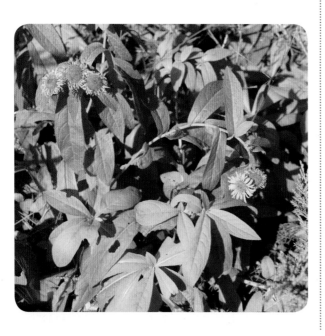

# § 青葙（青葙子）

【基源】 青葙子为苋科植物青葙的干燥成熟种子。

【原植物】 别名：野鸡冠花、狼尾巴。一年生草本。叶互生，纸质，披针形或长圆状披针形，先端渐尖，基部狭，下延成叶柄。花多数，密生茎端或枝端成塔状或圆柱状穗状花序。花被片5，初为淡白色，顶端淡红色，后变为银白色；胞果卵状椭圆形。种子多数，黑色。花期5～8月，果期6～10月。

【生境分布】 生于路旁干燥向阳处。分布于全国各地，有栽培。

【采收加工】 秋季果实成熟时收集种子，晒干。

【性状鉴别】 本品的种子呈扁圆形，少数呈圆肾形，直径1～1.5毫米。表面黑色或红黑色，光亮，中间微隆起，侧边微凹处有种脐。种皮薄而脆。气微，味淡。

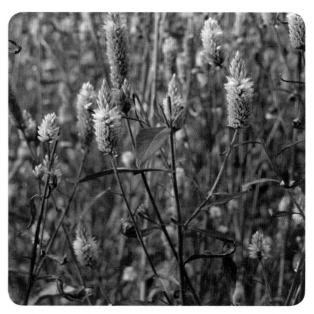

【性味功能】 味苦，性微寒。有清肝，明目，退翳，降血压的功能。

【炮制】 青葙子：取原药材，除去杂质，筛去灰屑。

炒青葙子：取净青葙子，置预热炒制容器内，用文火加热，炒至有爆鸣声，内部浅黄色，并逸出香气时，取出晾凉。

【主治用法】 用于目赤肿痛，角膜炎，虹膜睫状体炎，视物昏花，肝火眩晕。用量9～15克。

【现代研究】

1. 化学成分　本品种子含脂肪油约15%，淀粉30.8%，烟酸及丰富的硝酸钾。

2. 药理作用　暂无。

【应　　用】

1. 急性结膜炎：青箱子、菊花各9克，龙胆草3克。水煎服。

2. 慢性葡萄膜炎：青箱子、白扁豆各15克，元明粉4.5克（冲），酸枣仁、茯苓各12克，密蒙花、决明子各9克。水煎服。

3. 夜盲，目翳，视物不清：青箱子15克，乌枣50克。水煎服。

4. 高血压：青箱子50克。水煎服。

# ⑨ 鸡冠花

【基　　源】　本品为苋科植物鸡冠花的干燥花序。

【原植物】　一年生草本。植株无毛。茎直立，粗壮。叶卵形或卵状披针形，顶端渐尖，基部渐狭，全缘。花多数，密生成扁平肉质鸡冠状、卷冠状或羽毛状的穗状花序，中部以下多花。苞片、小苞片和花被片红色、紫色、黄色、淡红色，干膜质，宿存。胞果卵形，包于宿存的花被内。花果期7～10月。

【生境分布】　栽培于全国各地。

【采收加工】　秋季花盛开时采收，晒干。

【性状鉴别】　本品为穗状花序，多扁平而肥厚，呈鸡冠状，上缘宽，具皱褶，密生线状鳞片，下端渐窄，常残留扁平的茎。表面红色、紫红色或黄白色。中部以下密生多数小花，每花宿存的苞片及花被片均呈膜质。果实盖裂，种子扁圆肾形，黑色，有光泽。体轻，质柔韧。无臭，味淡。

【炮　　制】　鸡冠花：除去杂质及残茎，切段。

鸡冠花炭：取净鸡冠花，照炒炭法炒至焦黑色。

【性味功能】　味甘，性凉。有清热利湿，凉血，收涩止血，止带，止痢的功能。

【主治用法】　用于吐血，崩漏，便血，痔漏下血，赤白带下，久痢不止。用量6～12克。

【现代研究】

1. 化学成分　本品花含山奈甙、苋菜红甙、松醇及大量硝酸钾。黄色花序中含微量苋菜红素，细色花序中含

大量苋菜红素。种子含脂肪油。

2. 药理作用　本品煎剂对人阴道毛滴虫有良好杀灭作用，其10%注射液对孕鼠、孕豚鼠、家兔等宫腔内给药有中期引产作用。

【应　　用】

1. 痔漏下血：鸡冠花、凤眼草各50克。研末，水煎，热洗患处。

2. 赤白下痢：鸡冠花，煎酒服。

3. 下血脱肛：鸡冠花、防风。研末，糊丸，米汤服。

4. 青光眼：鸡冠花、艾根、牡荆根各15克。水煎服。

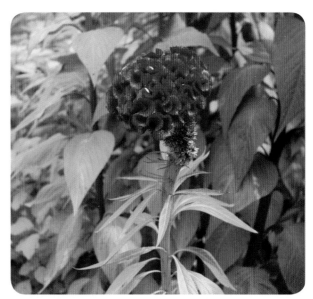

# ⑨ 红花

【基　　源】　本品为菊科植物红花的干燥花。

【原植物】　别名：草红花、刺红花。一年生草本。叶互生，稍抱茎，卵状披针形，先端尖，基部渐狭，齿端有尖刺。上部叶边缘不分裂，成苞片状包围头状花序，边缘有针刺；总苞近球形，外2～3轮，边缘有针刺；内层数轮，透明膜质。花多数，全为管状花，线形，初开时黄色，渐变桔红色，成熟时变为深红色。瘦果椭圆形，4棱，白色。花期5～8月。果期7～9月。

【生境分布】　生于排水良好砂质壤土。我国大部分地区有栽培。

【采收加工】　夏季当花冠由黄变红时采摘管状花，阴干、烘干。

【性状鉴别】　本品为不带子房的筒状花，长1～2厘米。表面红黄色或红色。花冠筒细长，先端5裂，裂片呈狭条形，长5～8毫米。雄蕊5，花药聚合成筒状，黄

白色。柱头长圆柱形，顶端微分叉。质柔软。气微香，味微苦。

【炮　　制】　拣净杂质，除去茎叶、蒂头，晒干。

【性味功能】　味辛，性温。有活血通经，散瘀止痛，抗癌的功能。

【主治用法】　用于经闭，痛经，难产，死胎，产后恶露不行，症瘕痞块，跌扑损伤，疮疡肿痛。用量3～6克。孕妇慎服。

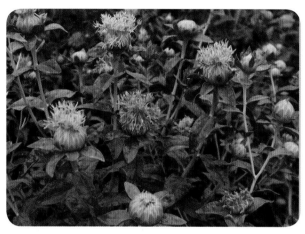

【现代研究】

1. 化学成分　本品含有红花甙，前红花甙，红花黄色素A及B，红花明甙A，又含多酚类成分：绿原酸，咖啡酸，儿茶酚，焦性儿茶酚，多巴等；还含挥发性成分：乙酸乙酯，苯等，另含红花多糖等成分。

2. 药理作用　本品具有增加冠脉血流量及心肌营养性血流量的作用，有对抗心肌缺血及心肌梗塞作用，并可扩张血管，有降压作用和抗凝血作用，且对脑组织具有保护作用，尚能抗疲劳，抗缺氧，镇痛、镇静和抗炎作用。

【应　　用】

1. 产后恶露未尽：红花、桃仁、赤芍、归尾各9克，肉桂、川芎各4.5克，延胡、丹皮各6克。水煎服。

2. 冠心病心绞痛　红花、川芎各15克，银杏叶，水煎服。

3. 跌打扭折，瘀血：红花、桃仁、赤芍、苏木、枳壳、当归、赤芍、乳香、木香、没药。水煎服。

4. 急性结膜炎、麦粒肿：红花、大黄、连翘、紫草、当归、生地、赤芍、甘草。水煎洗。

# 9　番红花

【基　　源】　本品为鸢尾科植物番红花的干燥柱头。

【原 植 物】　别名：藏红花、西红花。多年生宿根草本。地下茎球形，有褐色膜质鳞叶。叶基生，7～15片，线形，先端尖，叶缘反卷，基部由4～5片膜质鳞片包围。1～2朵花生于鳞茎顶端，花被6片，淡紫色，喉部有毛；雄蕊3，花药黄色；雌蕊3，子房下位。蒴果长圆形，有3钝棱。种子多数，圆球形。花期10～11月。果期11～12月。

【生境分布】　山东、江苏、浙江、江西、北京有引种栽培。

【采收加工】　10～11月开花时，日出时采集花柱头，晒干或烘干。

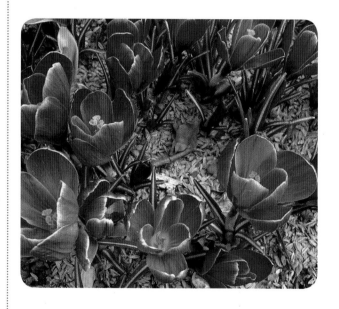

【性状鉴别】　本品完整的柱头呈线形，先端较宽大，向下渐细呈尾状，先端边缘具不整齐的齿状，下端为残留的黄色花枝。长约2.5厘米，直径约1.5毫米。紫红色或暗红棕色，微有光泽。体轻，质松软，干燥后质脆易断。将柱头投入水中则膨胀，可见橙黄色成直线下降，并逐渐扩散，水被染成黄色。无沉淀柱头呈喇叭状，有短缝。在短时间内用针拨之不破碎。气特异，微有刺激性，味微苦。

【性味功能】　味甘，性平。有活血化瘀，凉血解毒，解郁安神的功能。

【主治用法】　用于痛经，经闭，产后淤阻，温毒发斑，忧郁痞闷，惊悸发狂，跌打肿痛等。用量1.5～3克。月经过多及孕妇忌用。

【现代研究】

1. 化学成分　本品含多种胡萝卜素类化合物，其中分有番红花甙－1、番红花甙－2、番红花甙－3、番红花甙－4、反式和顺式番红花二甲酯、番茄红素．另含挥发油，油中主要含番红花醛，其次含桉油精、蒎烯等；此外含异鼠李素、山奈素及维生素B 1和维生素B 2等成分。

2．药理作用 本品具有改善学习和记忆障碍作用，抗肿瘤作用，促进免疫复合物吸收和炎症损害的修复作用，并有抑制血小板聚集，止血作用，尚有抗炎、降压、兴奋子宫作用。

【应 用】

1．砸伤、扭伤，跌打肿痛：西红花，酒精浸，敷患处。

2．褥疮：红花，文火水煎，纱布浸液，贴患处。

3．冠心病：红花15克，郁金18克，丹参18克，瓜蒌50克，煎熬成流浸膏，压成片剂，内服。

4．女子痛经、闭经：西红花、苏枋木、当归，水煎服。

# 蓟（大蓟）

【基 源】 大蓟为菊科植物蓟的地上部分或根。

【原植物】 别名：将军草、山萝卜、牛口刺。多年生草本。根长纺锤形或长圆锥形，簇生。茎直立，有细纵纹，被白色或黄褐色丝状毛。基生叶有柄，开花时不凋落，叶片倒披针形或倒卵状椭圆形，羽状深裂，裂片5～6对，边缘齿状，齿端具刺，上面疏生丝状毛，下面沿脉有丝状毛；中部叶无柄，基部抱茎，羽状深裂，边缘有刺；上部叶渐小。头状花序单一或数个生于枝端集成圆锥状；总苞钟状，被丝状毛；花两性，全部为管状花，花冠紫红色，瘦果长椭圆形。花期5～8月。果期6～8月。

【生境分布】 生于山坡、路边。分布南方大部分地区。

【采收加工】 夏、秋季割取地上部分；或秋季挖根，晒干。

【性状鉴别】 干燥全草，茎圆柱形，表面紫褐色或褐色，有纵皱纹，密被灰白色丝状络毛；折断面黄白色，中央有白色疏松的髓部。叶片多数脱落，残留的叶绿褐色或焦褐色，多破碎皱缩，边缘具不等长的针刺，质脆而易脱落。头状花序存留于枝端，管状花多萎落不存，总苞枯黄色，表面微带紫黑色，白色羽毛状冠毛外露。气微弱，味淡。干燥块根呈长圆锥形，表面黑褐色，具细密的纵纹，有时有屈曲的纵槽；顶端和根茎相连部分带纤维性，末端

细瘦部分通常切除，质稍硬而脆，折断面较整齐，黄白色，略带颗粒状。

【炮 制】 大蓟：拣去杂质，清水洗净，润透，切段，晒干。

大蓟炭：取净大蓟置锅内用武火炒至七成变黑色，存性，过铁丝筛，喷洒清水，取出晒干。

【性味功能】 味甘、苦，性凉。有凉血止血，散瘀消肿的功能。

【主治用法】 用于衄血，吐血，便血，尿血，崩漏，痈肿疮疖，肝癌，膀胱癌。用量9～15克。

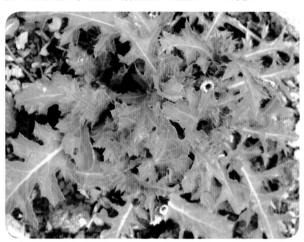

【现代研究】

1．化学成分 全草含生物碱、挥发油，鲜叶含大蓟苷。

2．药理作用 本品有兴奋心脏、升压、止血、抗菌作用，还可全部杀死腹水癌细胞，并对精巢细胞亦有同样作用。

【应 用】

1．功能性子宫出血，月经过多：大蓟、小蓟、茜草、炒蒲黄各9克，女贞子、旱莲草各12克。水煎服。

2．吐血、咳血：大蓟、侧柏叶、白茅根、仙鹤草各9～15克。水煎服。

# 刺儿菜（小蓟）

【基 源】 小蓟为菊科植物刺儿菜的地上部分。

【原植物】 多年生草本。茎被蛛丝状绵毛。基生叶花时凋落，长椭圆形或长圆状披针形；茎生叶椭圆形或椭圆状披针形，先端短尖或钝，基部窄或钝圆，近全缘或有疏锯齿，边缘有小刺，两面有白色蛛丝状毛。头状花

序顶生，雌雄异株；总苞钟状，苞片5裂，总苞片6层，顶端长尖，具刺；花冠紫红色，细管状。瘦果长椭圆形或卵形，冠毛羽状。花期5～6月，果期5～7月。

【生境分布】 生于荒地，田间和路旁。分布于全国各地。

【采收加工】 夏秋割取地上部分，晒干。

【性状鉴别】 本品茎呈圆柱形，有的上部分枝，表面灰绿色或带紫色，具纵棱及白色柔毛；质脆，易折断，断面中空。叶互生，无柄或有短柄；叶片皱缩或破碎，完整者展平后呈长椭圆形或长圆状披针形；全缘或微齿裂至羽状深裂，齿尖具针刺。头状花序单个或数个顶生；总苞钟状，苞片5～8层，黄绿色；花紫红色。气微，味微苦。

【炮 制】 小蓟：拣净杂质，去根，水洗润透，切段，晒干。

小蓟炭：取净小蓟，置锅内用武火炒至七成变黑色，但须存性，过铁丝筛，喷洒清水，取出，晒干。

【性味功能】 味甘，性凉。有凉血，止血，祛瘀消肿的功能。

【主治用法】 用于吐血，衄血，尿血，崩漏，急性传染性肝炎，痈肿疮毒。用量4.5～9克，水煎服。外用捣烂敷患处。

【现代研究】

1. 化学成分 本品全草含芸香甙、蒙花甙、刺槐甙、蒲公英甾醇、β－谷甾醇、豆甾醇等。

2. 药理作用 本品有兴奋心脏、升压、止血、抗菌等作用。

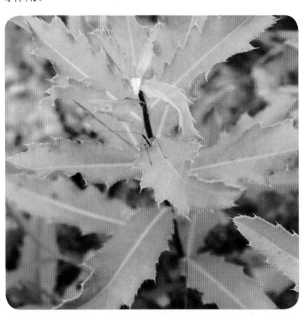

【应 用】

1. 传染性肝炎：鲜小蓟根状茎60克，水煎服。

2. 吐血，衄血，尿血：鲜小蓟60克，捣烂绞汁，冲蜜或冰糖炖服。

3. 高血压：鲜小蓟60克，榨汁，冰糖，炖服。

4. 肠炎、腹泻：小蓟、番石榴叶，水煎服。

# 9 川续断（续断）

【基 源】 续断为川续断科植物川续断的根。

【原植物】 多年生草本。主根圆柱形。茎具纵棱，棱上生刺毛。基生叶丛生，羽状深裂，有长柄；茎生叶对生，生短毛或刺毛。圆球形头状花序顶生，花萼浅盘状，4齿；花冠白色或淡黄色，4裂，外生刺毛。瘦果长倒卵形柱状，有4棱，淡褐色。花期8～9月。果期9～10月。

【生境分布】 生于山坡、草地、林缘或栽培。分布于浙江、江西、湖北、湖南及西南各省区。

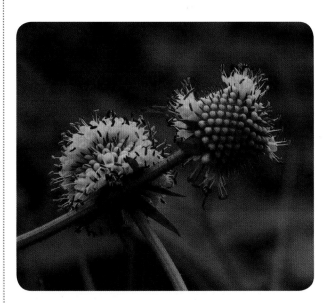

【采收加工】 秋季采挖根部，微火烘至半干，堆置"发汗"至内心变绿色，再烘干或阴干。不宜日晒，否则变硬，色白。

【性状鉴别】 本品呈长圆柱形，略扁，微弯曲，长5～15厘米，直径0.5～2厘米。表面棕褐色或灰褐色，有多数明显而扭曲的纵皱纹及沟纹，并多数明显而扭曲的纵皱纹及沟纹，可见横长皮孔及少数须根痕。质稍软，久置干燥后变硬。易折断，断面不平坦，皮部绿褐色或淡褐色，木部黄褐色，常呈放射状花纹。气微香，味苦，微甜而后涩。

【炮　制】

净制：洗净泥沙，除去残留根头，润透后切片晒干，筛去屑。

炒制：取续断片入锅内以文火炒至微焦为度。

盐制：取续断片入锅内，加入盐水拌炒至干透为度。

酒制：取续断片用酒拌匀吸干，入锅内以文火炒干为度。

【性味功能】　味苦、辛，性微温。有补肝肾，强筋骨，利关节，行血、止血，安胎的功能。

【主治用法】　用于腰背酸痛，足膝无力，关节不利，遗精，崩漏，白带，胎动不安，尿频，痈疽溃疡等。用量9～15克。水煎服。

【现代研究】

1. 化学成分　本品含环烯醚萜糖甙：当药甙，马钱子甙，茶茱萸甙；三萜皂甙：木通皂甙D，川续断皂甙，；挥发油：莳萝艾菊酮，2，4，6－三叔丁基苯酚，尚含常春藤皂甙元，β－谷甾醇，胡萝卜甙，蔗糖及含量较多的微量元素钛。

2. 药理作用　本品具有抗维生素E缺乏症作用，并有止血、镇痛作用。

【应　用】

1. 先兆性流产，习惯性流产：续断15克。水煎服。

2. 腰背酸软无力：川续断、牛膝、当归、寄生、菟丝子各9克。水煎服。

# § 日本续断（续断）

【基　源】　续断为川续断科植物日本续断的根。

【原植物】　多年生草木。主根单生。茎有4～6棱，生倒钩刺。基生叶长椭圆形，不裂或3裂，茎生叶对生，倒卵状椭圆形，3～5羽状分裂，中央裂片最大，先端渐尖，基部楔形。顶生头状花序球状或广椭圆形；苞片有白色长刺毛；花较苞片短，花萼浅盘状，4浅裂，齿间无小齿。花冠紫红色，漏斗状，基部成短细筒，内外有毛，裂片4。瘦果楔状长圆形，有4棱，淡褐色，花萼宿存。花期8～9月。果期9～10月。

【生境分布】　生于山坡草丛湿处或水沟旁。分布于河北、安徽、江苏、浙江、福建、广西、江西、山西、

贵州和陕西等省区。

【采收加工】　8～9月采挖，除去根头、尾梢及须根，阴干或烘干。

【性味功能】　味苦、辛，性微温。有补肝肾，强筋骨，固胎元，止崩漏的功能。

【主治用法】　用于腰背酸痛，风湿骨痛，骨折，先兆流产，功能性子宫出血足等症。用量9～15克。水煎服。

【现代研究】

1. 化学成分　本品含有日本续断皂苷E1和日本续断皂苷E2。

2. 药理作用　暂无。

【应　用】

同川续断。

207

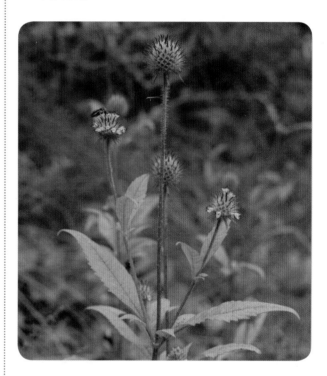

# § 漏芦

【基　源】　本品为菊科植物漏芦的干燥根。

【原植物】　别名：祁州漏芦。多年生草本。根肥厚。叶羽状裂，裂片长圆形、卵状披针形或线状披针形，先端尖或钝，边缘具牙齿，两面被软毛。叶柄被厚绵毛。顶生头状花序，总苞片多层，干膜质；外层苞片卵形；中层苞片宽，成掌状分裂尖锐。管状花花冠淡紫色。瘦果倒圆锥形，棕褐色，具4棱。花期5～6月，果期6～7月。

【生境分布】　生于阳坡、草地。分布于华北及陕

西、甘肃等省区。

【采收加工】 春、秋二季采挖，除去须根及泥沙，晒干。

【性状鉴别】 本品呈圆锥形或扁片块状，多扭曲，长短不一，直径1～2.5厘米。表面暗棕色、灰褐色或黑褐色，粗糙，具纵沟及菱形的网状裂隙。外层易剥落，根头部膨大，有残茎及鳞片状叶基，顶端有灰白色绒毛。体轻，质脆，易折断，断面不整齐，灰黄色，有裂隙，中心逐呈星状裂隙，灰黑色或棕黑色。气特异，味微苦。

【炮制】 拣净杂质，去毛，洗净，润透，切片晒干。

【性味功能】 味咸、苦，性寒。有清热解毒，排脓通乳的功能。

【主治用法】 用于乳痈肿痛，痈疽发背，瘰疬疮毒，乳汁不通，湿痹拘挛。用量4.5～9克。

【现代研究】

1. 化学成分 本品含挥发油，蓝刺头扔碱及蓝刺头宁碱等成分。

2. 药理作用 本品具有降低血压，降低血脂，增强心收缩力，提高免疫作用，并有抗氧化作用和较强的抗动脉粥样硬化作用。

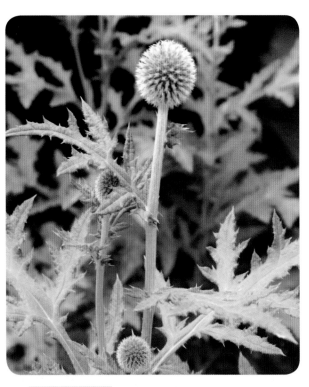

【应 用】

1. 急性乳腺炎：漏芦、山慈菇、川木瓜、生姜各9克，

忍冬花、北芪各12克，川芎4.5克，大枣15克。水煎服。

2. 淋巴结炎：漏芦，研末加蜂蜜调敷患处。

3. 湿疹疮疡经久不愈：漏芦、防风、黄柏各9克，黄芪24克，党参18克，川芎、金银花各4.5克，北紫草6克。水煎服。

# 9 苎麻（苎麻根）

【基 源】 苎麻根为荨麻科植物苎麻的根。

【原植物】 别名：野麻、家麻、白麻。多年生草本，全体密被长柔毛。叶互生，阔卵形或近圆形，先端渐尖短尾状，基部圆形或阔楔形，边缘有粗锯齿。花单性，雌雄同株，圆锥花序腋生，雌花序在雄花序之上；雄花黄白色；雌花淡绿色，簇生成球形。瘦果集成小球状，细小，椭圆形，压扁状，密生短毛，花被宿存。花期5～8月，果期8～10月。

【生境分布】 生于荒地或山坡上。分布于山东、江苏、安徽、浙江、江西、福建、台湾、湖北、湖南、广东、广西、陕西、四川、贵州、云南等省区。

【采收加工】 冬、春季挖取根茎及根，晒干。

【性状鉴别】 本品根为圆形或类圆形厚片，木部淡黄色，中间有数个同心环纹，纤维性，皮部灰褐色。周边灰棕色至灰褐色。气微，味淡，嚼之略有粘性。苎麻根炭表面焦黑色，内部焦黄色，味微苦。

【炮制】

苎麻根：取原药材，除去杂质，洗净，润透，切厚片，干燥。

苎麻根炭：取净苎麻根片，置锅内，用武火加热，炒至表面呈焦黑色，内部焦黄色时，喷淋清水少许，熄灭火星，取出，凉透。

【性味功能】 味甘，性寒。有清热、止血、安胎、解毒的功能。

【主治用法】 用于痢疾，吐血，下血，胎动不安、先兆流产、尿血；外治痈肿初起，跌打损伤，外伤出血，骨鲠。用量9～30克；外用适量，捣烂敷患处。

【现代研究】

1. 化学成分 本品根根含有大黄素、大黄素甲醚－8－β－葡萄糖苷。全草和种子含氢氰酸。

2. 药理作用 本品有止血作用。

【应 用】

1. 胎动不安：苎麻根、白葡萄干各 15 克，莲子 30 克。水煎服。

2. 痢疾：苎麻根、野麻草各 30 克。水煎服。

3. 跌打损伤：苎麻根 30 克，捣碎，酒煎服。

4. 淋症：苎麻根 15 克，捣烂，水煎服。

附注：其叶也作药用。

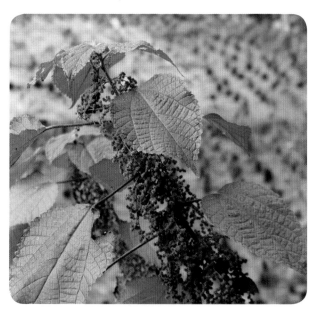

# § 苘麻（苘麻子）

【基　源】 苘麻子为锦葵科植物苘麻的种子。

【原植物】 别名：青麻、白麻、磨盘草。一年生草本，全株密生柔毛和星状毛。单叶互生，圆心形，先端渐尖，基部心形，边缘有粗锯齿，两面密生星状柔毛，掌状叶脉 3 ～ 7 条。花单生于叶腋，花瓣 5，黄色，有浅棕色脉纹，宽倒卵形，先端平凹。蒴果半球形，磨盘状，密生星状毛，成熟后开裂成分果，每分果顶端有 2 长芒，种子 3，黑色，三角状扁肾形。花期 6 ～ 9 月。果期 8 ～ 10 月。

【生境分布】 生于山坡、路旁、堤边等处。分布于全国各地区。

【采收加工】 9 ～ 10 月果实成熟后采收果实。晒干打下种子，筛除杂质及果皮。

【性味功能】 味苦、性平。有清湿热，解毒，退翳的功能。

【主治用法】 用于赤白痢疾，淋病涩痛，痈肿，目翳，小便涩痛等症。用量 3 ～ 9 克。

【应　用】

1. 赤白痢：苘麻子 50 克。炒香熟，研末，蜜水调服。

2. 瘰疬：苘麻子 6 克，研末，夹豆腐干内，水煎服。

3. 麻疹：苘麻子 9 克。水煎服。

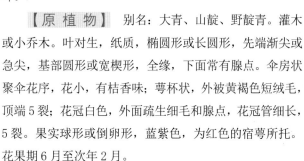

附注：其根作苘麻根入药。味甘、淡，性凉。有清热解毒，祛风除湿。用于中耳炎、耳鸣、耳聋、痢疾、睾丸炎、关节酸痛、化脓性扁桃体炎。用量 15 ～ 30 克，水煎服。

# § 路边青（大青）

【基　源】 大青为马鞭草科植物路边青的根和叶。

【原植物】 别名：大青、山靛、野靛青。灌木或小乔木。叶对生，纸质，椭圆形或长圆形，先端渐尖或急尖，基部圆形或宽楔形，全缘，下面常有腺点。伞房状聚伞花序，花小，有桔香味；萼杯状，外被黄褐色短绒毛，顶端 5 裂；花冠白色，外面疏生细毛和腺点，花冠管细长，5 裂。果实球形或倒卵形，蓝紫色，为红色的宿萼所托。花果期 6 月至次年 2 月。

【生境分布】 生于平原、丘陵、山地林下或溪谷旁。分布于华东、中南及贵州、云南等省区。

【采收加工】 全年可采，根切片晒干；叶洗净阴干或鲜用。

【性状鉴别】 本品碎段长短不一。主根短，有多数条状细根，褐棕色。茎圆柱形具棱，密被短硬毛。基生叶有长柄，羽状复叶，顶裂片特大，卵形或宽卵形，边缘有大锯齿，两面被毛；侧裂片小，边缘有不规则的粗齿；茎生叶互生，卵形，3 浅裂或羽状分裂。花顶生，黄色，常脱落。聚合瘦果近球形，瘦果顶端宿存扭曲的花柱和长硬毛。气微，味辛，微苦。

【炮　制】 切段，晒干备用。

【性味功能】 味苦，性寒。有清热利湿，消炎，镇痛，凉血的功能。

【主治用法】 用于感冒高烧，流脑，乙脑，偏头痛，高血压，肠炎痢疾，风湿性关节炎，外用于痈疖丹毒，毒虫咬伤，肿痛等。用量 15 ～ 30 克。

【现代研究】

1. 化学成分 本品含有胡萝卜素、鞣质，并含芳香

209

苦味质、挥发油：为丁香油酚，水杨梅甙，尚含黄酮类和脂肪油等成分。

2. 药理作用　本品有较强的抑菌作用。

【应　　用】

1. 风湿性关节炎：大青根 50 克，酒水各半炖服。

2. 蛇、虫咬伤，蜂螫伤：鲜大青叶，捣烂绞汁外敷患处。

3. 阴囊痛、睾丸胀肿：鲜大青根 50 克，马鞭草、土牛膝、大蓟根各 15 克，酒水各半炖服。

4. 腮腺炎，疮疡：鲜大青叶，捣烂敷患处。

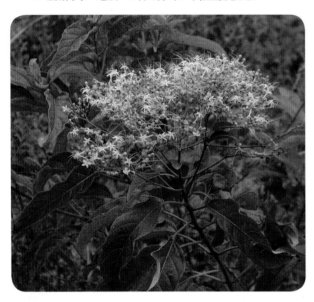

# 葫芦巴

【基　　源】　本品为豆科植物葫芦巴的种子。

【原植物】　别名：苦豆、芦巴子、香豆子。一年生草本，全株有香气。叶互生，三出羽状复叶，小叶片长卵形，先端钝圆，基部楔形，上部边缘有锯齿，下部全缘，疏柔毛生。花 1～2 朵生于叶腋，花萼筒状，有白色柔毛；花冠蝶形，淡黄白色或白色；基部稍带紫色；雄蕊 10，9 枚合生成束，1 枚分离。荚果条状圆筒形，先端成尾状，被疏柔毛，具纵网脉。种子长圆形，黄棕色。花期 4～7 月，果期 7～9 月。

【生境分布】　全国大部分地区有栽培。

【采收加工】　8～9 月种子成熟时，割取全株，晒干、搓下种子。

【性状鉴别】　本品略呈斜方形或矩形，长 3～4 毫米，宽 2～3 毫米，厚约 2 毫米。表面黄绿色或黄棕色，平滑，两侧各具一深斜沟，相交处有点状种脐。质坚硬，不易破碎。种皮薄，胚乳呈半透明状，具黏性；子叶 2，

淡黄色，胚根弯曲，肥大而长。气香，味微苦。

【炮　　制】

葫芦巴：　除去杂质，洗净，干燥。

盐葫芦巴：　取净葫芦巴，照盐水炙法炒至鼓起，有香气。用时捣碎。

【性味功能】　味苦，性温。有温肾阳，逐寒湿，止痛的功能。

【主治用法】　用于肾脏虚冷，小腹冷痛，小肠疝气，寒湿脚气，阳痿等症。用量 3～10 克。孕妇慎用。

【现代研究】

1. 化学成分　本品含葫芦巴碱、薯蓣皂甙元葡萄糖甙、牡荆素、异牡荆素、异荭草素、牡荆素～7－葡萄糖甙、葫芦巴甙 I 等成分。

2. 药理作用　本品具有降血糖、抗溃疡、抗肿瘤、降血脂、补肾壮阳、抗炎、抗氧化作用，并对急性、慢性化学性肝损伤有保护作用，且对脑缺血也有保护作用。

【应　　用】

1. 膀胱炎：葫芦巴、茴香子、桃仁（麸炒）各等分，以酒糊丸，空心食前服。

2. 肾脏虚冷，腹胁胀满：葫芦巴 100 克，附子、硫黄各 0.9 克，酒煮面糊丸，盐汤下。

3. 高山反应：葫芦巴叶晒干研细粉，炼蜜为丸。

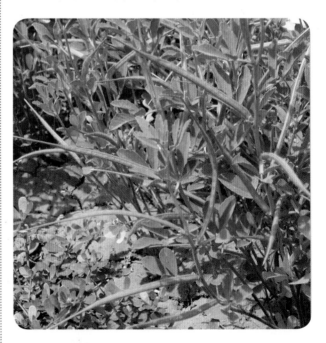

# 马蔺（马蔺子）

【基　　源】　马蔺子为鸢尾科植物马蔺的干燥成

熟种子。

【原植物】 多年生草本。叶基生，成丛，叶条形坚韧，灰绿色，基部带紫色，全缘，花茎从叶丛中抽出，顶端有花1～3，苞片3，叶状，窄矩圆状披针形；花蓝紫色，花被6，匙形，向外弯曲下垂，有黄色条纹，内轮3花被片倒披针形，直立，花被下部联合成筒状；花柱3深裂，花瓣状，顶端2裂。蒴果长椭圆形。

【生境分布】 生于全国大部分省区。

【采收加工】 秋天采收果实，晒干，搓出种子，炒熟或以醋拌炒熟。

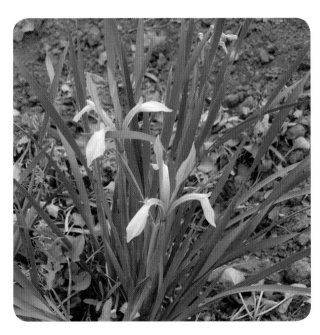

【性状鉴别】 干燥成热的种子为扁平或不规则卵形的多面体，长约5毫米，宽3～4毫米。表面红棕色至黑棕色，幕部有黄棕色或淡黄色的。种脐，顶端有合点略突起。质坚硬。切断面胚乳肥厚，灰白色，角质性；胚位于种脐的一端，白色，细小弯曲。气微弱，味淡。以赤褐色、饱满、纯净者为佳。

【炮 制】 拣去杂质，筛去灰屑，捣碎或武火炒至鼓起为度。

【性味功能】 有清热利湿，消肿解毒，止血功能。

【主治用法】 用于黄胆型肝炎、痢疾、吐血、衄血、血崩、白带、咽炎、痈肿、疝痛。用量5～10克。外用适量捣敷。

【现代研究】

1. 化学成分 本品含有马蔺子甲、乙、丙素，羽扇豆烯－3－酮，白桦脂醇，β－谷甾醇及植物蜡和脂肪酸类等成分。

2. 药理作用 本品具有抗迟发型超敏反应作用和避孕作用。

【应 用】

1. 急性黄疸型传染性肝炎：马蔺子9克。水煎服。

2. 痢疾：马蔺子、干姜、黄连。水煎服。

3. 骨结核：马蔺子，炒干研粉，每服6克。

4. 淋巴结结核：马蔺子粉2份，凡士林5份，黄搅拌匀成膏，涂患处。

附注：其花、根亦入药。花味咸、酸、苦，性微凉。有清热凉血，利尿消肿的功能。用于吐血，咯血，衄血，咽喉肿痛，小便不利，泌尿系感染；外用于痈疖疮疡，外伤出血。根味甘，性平。有清热解毒的功能。

# 6 牛蒡（牛蒡子）

【基 源】 牛蒡子为菊科植物牛蒡的干燥成熟果实。

【原植物】 别名：大力子。二年生草本。基生叶丛生，被疏毛；茎生叶互生，卵形，下面密生灰白色短柔毛。头状花序簇生枝顶或排成伞房状；苞片覆瓦状排列，先端有软骨质倒钩刺，花紫红色，全为管状花，花冠先端5浅裂。瘦果长圆形或倒卵形，稍扁，微弯，灰褐色，有多数细小黑斑及纵棱，果皮硬。花期6～8月。果期8～10月。

【生境分布】 生于山坡、林缘、荒地等。分布于全国大部地区。

【采收加工】 秋季果实成熟时采收果实，晒干。

【性状鉴别】瘦果呈长倒卵形，两端平截，稍弯曲。长5～7毫米，宽2～3毫米。表面灰褐色，有数条微凸起的纵脉，并散有稀疏黑色斑点。顶端钝圆稍宽，有一圆环，中间具点状花柱残基。基部略窄，有圆形果柄痕。果皮坚脆，破开后内有子叶子2片，淡黄白色，捻之有油渗出。无臭，味苦微辛，久嚼之稍麻舌。

【炮 制】采收果序，晒干，打下果实，除去杂质，再晒干。生用或炒用，用时捣碎。

【性味功能】 味辛、苦，性寒。有疏散风热，宣肺透疹，消肿，解毒，利咽的功能。

211

【主治用法】 用于风热感冒，咳嗽痰多，麻疹，风疹，荨麻疹，咽喉肿痛，腮腺炎，痈肿疮毒。用量4.5～9克。水煎服。

【现代研究】

1. 化学成分 果实含有牛蒡苷、罗汉松酯酚、络石苷元等。种子含有牛蒡苷，牛蒡酸A、B、C、D、E、F、G、H，又含脂肪油、生物碱等。

2. 药理作用 牛蒡子水浸液对常见致病性真菌有抑菌作用，提取物可抗艾滋病病毒活性；牛蒡提取物有降血糖作用。

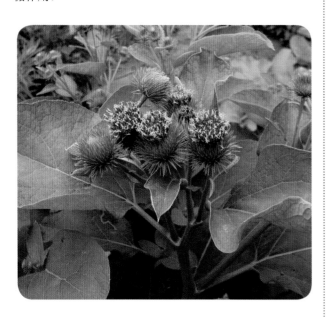

【应　用】

1. 感冒，咽炎，咽喉肿痛：牛蒡子、荆芥、防风各6克，薄荷（后下）、大黄、生甘草各3克。水煎服。

2. 疮疹：牛蒡子15克，研末调敷患处。

3. 猩红热：牛蒡子，炒研成粉，温开水送服。

4. 麻疹不透：牛蒡子、葛根各6克，蝉蜕、薄荷、荆芥各3克，水煎服。

#  苍耳（苍耳子）

【基　源】 苍耳子为菊科植物苍耳带总苞的果实。

【原植物】 别名：老苍子、刺儿棵、苍耳蒺藜。一年生草本。全体密生白色短毛。叶互生，卵状三角形或心形，先端尖，基部浅心形，边缘有不规则锯齿或3浅裂，贴伏短粗毛。花单性，雌雄同株；头状花序顶生或腋生；雄花序球状，生于上部叶腋，小花管状，5齿裂。雌花序卵形，总苞片2～3列，密生钩刺。瘦果2，纺锤形，包在有刺的总苞内。花期7～10月。果期8～11月。

【生境分布】 生于荒坡、草地、路旁或村落旷地。分布于全国各地区。

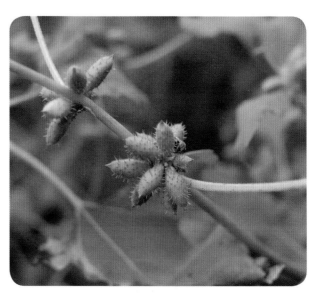

【采收加工】 秋季果实成熟时采收，干燥，除去梗、叶等杂质。

【性状鉴别】 呈纺锤形或卵圆形，长1～1.5厘米，直径0.4～0.7厘米。表面黄棕色或黄绿色，全体有钩刺，先端有较粗的刺2枚，分离或连生，基产有梗痕。质硬而韧，横切面中间有一隔膜，2室，各有1枚瘦果。瘦果略呈纺锤形，一面较平坦，先端具一突起的花柱基，果皮薄，灰黑色，具纵纹。种皮膜质，浅灰色，有纵纹；子叶2，有油性。气微，味微苦。 以粒大、饱满、色黄棕者为佳。

【炮　制】 除去杂质。用时捣碎。

【性味功能】 味辛、苦，性温；有小毒。有散风湿，通鼻窍的功能。

【主治用法】 用于风寒头痛，鼻炎，鼻窦炎，过敏性鼻炎，鼻渊流涕，风疹瘙痒，湿痹拘挛，麻风等。用量3～9克。

【现代研究】

1. 化学成分 本品含苍耳子甙、树脂，以及脂肪油、生物碱、维生素C和色素等。

2. 药理作用 本品有降血糖，对呼吸有兴奋作用，在体外对金黄色葡萄球菌有某些抑菌作用，苍耳子注射液静注，对兔、犬均有短暂降压作用。

【应　用】

1. 急性鼻窦炎、鼻炎、过敏性鼻炎：苍耳、辛夷、白芷、黄芩各6克，薄荷4.5克（后下），生石膏30克，水煎服。

2. 慢性鼻窦炎、鼻炎：苍耳子15克，辛夷、金银花、菊花各9克，茜草6克，水煎，砂糖送服。

3. 外感风邪所致头痛：苍耳子、防风、藁本，水煎服。

4. 荨麻疹：苍耳子，水煎外洗，并敷患处。

# § 小窃衣（华南鹤虱）

【基　源】华南鹤虱为伞形科植物小窃衣的果实。

【原植物】别名：窃衣。一年生或多年生草本，全体有贴生短硬毛。茎单生。叶卵形，1～3回羽状分裂，小叶片披针状卵形，边缘具条裂状的粗齿至缺刻或分裂。花小，白色；复伞形花序顶生或腋生；总苞小型，不分裂。花5数，萼齿三角状披针形，花瓣倒心形。双悬果圆卵形，有3～6个具钩较长而张开的皮刺。

【生境分布】分布于甘肃、福建、广东、云南、四川等省。

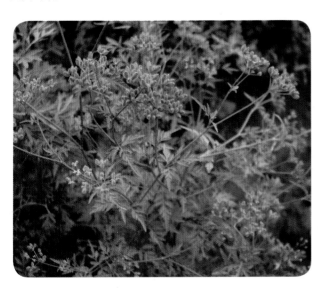

【采收加工】秋季果实成熟果割取果枝，晒干，收集果实。

【性味功能】味苦、辛，性微温。有活血消肿，杀虫消积的功能。

【主治用法】用于慢性腹泻，蛔虫，蛲虫，绦虫病，虫积腹痛，小儿疳积，阴道滴虫等。用量3～9克。

【应　用】

1. 蛔虫、蛲虫：华南鹤虱、槟榔、使君子各9克。水煎服。

2. 慢性腹泻：华南鹤虱9克，水煎服。

附注：小窃衣全草亦入药，外敷治斑秃：小窃衣全草45克，生姜150克，生半夏90克，蜘蛛香15克，捣烂如泥，面粉调匀，外敷患处。

# § 天名精（天名精，鹤虱）

【基　源】天名精为菊科植物天名精的全草；鹤虱为其成熟果实。

【原植物】多年生草木，有臭气，密生短柔毛。下部叶宽椭圆形或矩圆形，顶端尖或钝，基部狭成具翅的叶柄，边缘锯齿或全缘；茎上部叶互生，向上渐小，矩圆形。腋生头状花序多数，近无梗；总苞钟形；苞片3层；全为管状花，黄色，外面为雌花，花冠管细长，先端3～5裂，中央为两性花，花冠管筒状，顶端5齿裂。瘦果条形，具细纵条，顶端有短喙，无冠毛，具腺点，黄褐色。花期6～8月，果期8～11月。

【生境分布】生于山坡草丛，田野路旁。分布于全国各省区。

【采收加工】夏季采收全草，晒干或鲜用。秋季采收果实，晒干。

【性状鉴别】本品根茎不明显，有多数细长的棕色须根。茎表面黄绿色或黄棕色，有纵条纹，上部多分枝；质较硬，易折断，断面类白色，髓白色、疏松。叶多皱缩或脱落，完整叶片卵状椭圆形或长椭圆形，长10～15厘米，宽5～8厘米，先端尖或钝，基部狭成具翅的短柄，边缘有不规则锯齿或全缘，上面有贴生短毛，下面有短柔毛或腺点；质脆易碎。头状花序多数，腋生，花序梗极短；花黄色。气特异，味淡微辛。

【性味功能】天明精味辛，性寒。有清热解毒，祛痰，止血的功能。鹤虱有杀虫的功能。

【炮　制】采收，洗净，鲜用或晒干。

【主治用法】天明精用于咽喉肿痛，扁桃体炎，支气管肺炎胃炎，外用治创伤出血，无名肿毒。用量9～15克。鹤虱用于绦虫病，蛔虫病，蛲虫病等。用量3～9克。

【现代研究】

1. 化学成分　本品全草含倍半匝萜内酯：天名精内

酯酮，鹤虱内酯，大叶土木香内酯，依瓦菊素，天名精内酯醇，依生依瓦菊素，11（13）－去氢腺生依瓦菊素，特勒内酯，异腺生依瓦菊素及11(13)－二氢特勒内酯等成分。

2. 药理作用　本品具有抗菌、降温、退热作，尚可引起血压降低，抑制呼吸，且对中枢神经系统有较显著的作用。

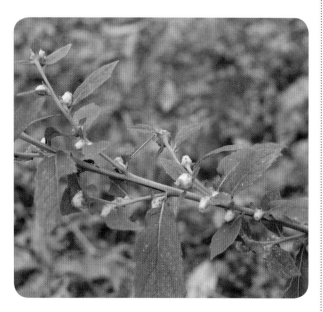

【应　用】

1. 急性黄疸型传染性肝炎：鲜天明精200克，生姜3克，水煎空腹服。

2. 急性肾炎：鲜天明精50克，捣烂，加红糖或食盐拌匀，外敷脐部。

3. 吐血：天明精，研末，茅花泡汤调水冲服。

# § 芦苇（芦根）

【基　源】　芦根为禾本科植物芦苇的新鲜或干燥根茎。

【原植物】　多年生水生或湿生高大禾草。具粗壮的匍匐根状茎；节下通常具白粉。叶二列，互生；叶鞘圆筒形；叶舌有毛；叶片窄长形，长15～45厘米；宽1～3.5厘米。圆锥花序，顶生，疏散，稍下垂，下部枝腋具白柔毛。颖果，长圆形。花、果期7～11月。

【生境分布】　生于池沼地、河边、湖边、湿地等。分布于全国各地。

【采收加工】　6～10月采挖根茎，除去芽、须根，鲜用或晒干。

【性味功能】　味甘，性寒。有清热生津，止呕，利小便的功能。

【主治用法】　用于热病烦渴，胃热呕哕，肺热咳嗽，肺痈吐脓，热淋涩痛，吐血，衄血等。用量15～30克；鲜用量30～60克，或捣汁用。

【应　用】

1. 肺脓疡：芦根45克，生苡仁30克，冬瓜仁24克，桃仁6克，鱼腥草、桔梗、川贝，水煎服。

2. 急性胃炎，胃热：芦根30克，竹茹、半夏、生姜各6克，枇杷叶9克，水煎服。

3. 解河豚毒：鲜芦根500克，捣汁服，或水煎频服。

4. 热病咳嗽，痰黄稠黏：芦根、杏仁、枇杷叶各9克。水煎服。

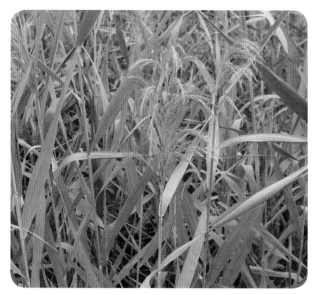

# § 豨莶草

【基　源】　豨莶草为菊科植物豨莶的干燥全草。

【原植物】　别名：东方豨莶草、肥猪菜。一年生草本。茎上部复二歧状分枝。密生短柔毛。叶对生，三角状卵形或卵状披针形，两面被毛，下面有腺点，边缘有不规则的锯齿，顶端渐尖，基部浅裂，并下延成翅柄。头状花序，被紫褐色头状有柄腺毛；舌状花黄色；管状花两性。瘦果稍膨胀而常弯曲，无冠毛。花期5～7月，果期7～9月。

【生境分布】　生于山坡，路边，林缘。分布于秦岭和长江流域以南。

【采收加工】　开花前割取地上部分，晒干。

【性状鉴别】 本品茎圆柱形，表面灰绿色、黄棕色或紫棕色，有纵沟及细纵纹，枝对生，节略膨大，密被白色短柔毛；质轻而脆，易折断，断面有明显的白色髓部。叶对生，多脱落或破碎；完整的叶片三角状卵形或卵状披针形，先端钝尖，基部宽楔形下延成翅柄，边缘有不规则浅裂或粗齿；两面被毛，下表面有腺点。有时在茎顶或叶腋可见黄色头状花序。气微，味微苦。

【炮 制】 豨莶：除去杂质，洗净，稍润，切段，干燥。

酒豨莶：取净莶段，照酒蒸法蒸透。

【性味功能】 味苦，性寒。有祛风除湿，清热解毒，降压的功能。

【主治用法】 用于急性黄疸型肝炎、疟疾，高血压，中暑，急性胃肠炎，风湿性关节痛，腰膝无力，四肢麻木，神经衰弱，疮疖肿毒等证。用量9～12克。外用适量。

【现代研究】

1. 化学成分 本品含有含萜和甙类，如豨莶糖甙、豨莶精醇、异豨莶精醇、豆甾醇、豨莶萜内酯、豨莶萜醛内酯等。

2. 药理作用 本品具有抗炎作用，降压及舒张血管作用，抗病原微生物作用，且对细胞免疫和体液免疫均有明显的抑制作用。

【应 用】

1. 高血压：豨莶草、臭牡丹各30克。水煎服。或豨莶草、龙葵、玉米须，水煎服。

2. 急性胃肠炎：豨莶草30克，龙芽草、凤尾草各15克。水煎服。

3. 风湿性关节痛：莶草、忍冬藤各30克，络石藤、鸡血藤、土牛膝各15克。水煎服。

4. 疟疾：豨莶草30克。水煎服。

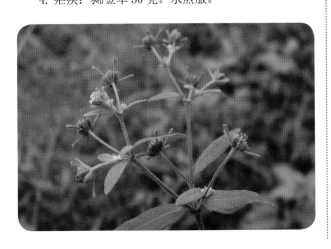

# ⁹ 毛梗豨莶

【基 源】 豨莶草为菊科植物毛梗豨莶的全草。

【原植物】 一年生草本。茎较瘦弱，方形，带紫色，茎上部分枝非二歧状，疏生平伏短柔毛。叶对生，卵圆形，有时三角状卵形，具毛，边缘有锯齿。头状花序多数，排成圆锥状，花序梗被稀平伏短柔毛；及有柄腺毛，舌状花黄色；管状花两性。花期8～10月。果期10～11月。

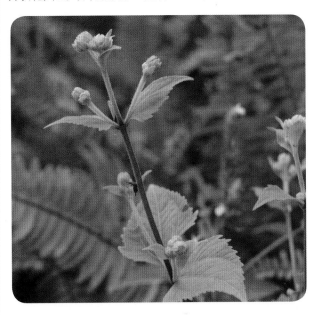

【生境分布】 生于山坡，路边。分布于长江以南及西南各省区。

【采收加工】 开花前割取地上部分，晒干。

【性状鉴别】 本品茎圆柱形，表面灰绿色、黄棕色或紫棕色，有纵沟及细纵纹，枝对生，节略膨大，密被白色短柔毛；质轻而脆，易折断，花梗和枝上部疏生平伏的短柔毛；叶片卵圆形，有时二角状卵形，边缘有规则的齿；茎上部分枝非二歧状。总苞片背面密被紫褐色头状有柄的腺毛；托生倒卵状长圆形，背面疏被头状具柄腺毛。气微，味微苦。

【炮 制】 毛梗豨莶：除去杂质，洗净，稍润，切段，干燥。

酒毛梗豨莶：取净豨莶段，照酒蒸法蒸透。

【性味功能】 味苦，性寒。有祛风除湿，通络，解毒，清热降压的功能。

【主治用法】 用于急性黄疸型肝炎、疟疾，高血压，中暑，急性胃肠炎，风湿关节痛，腰膝无力，四肢麻木，神经衰弱，疮疖肿毒等证。用量9～12克。外用适量。

【现代研究】

1. 化学成分　本品含豨莶精醇，其中含奇任醇，16－乙酰基奇任醇，异亚丙基奇任醇等成分。

2. 药理作用　本品具有抗炎作用，降压及舒张血管作用，抗病原微生物作用，且对细胞免疫和体液免疫均有明显的抑制作用。

【应　用】

同豨莶草。

# 𝟔 腺梗豨莶

【基　源】　豨莶草为菊科植物腺梗豨莶的干燥地上部分。

【原植物】　一年生草本。茎直立，上端多叉状分枝，被开展的灰白色长柔毛和糙毛。基部叶卵状披针形，枯萎；中部叶卵形或棱状卵形，先端渐尖，基部宽楔形，下延成具翅长柄，边缘有钝齿。头状花序，密被紫褐色头状具柄腺毛和长柔毛。总苞宽钟状，花梗密被紫褐色头状具有柄腺毛；花黄色。瘦果倒卵形。花、果期8～9月。

【生境分布】　生于山坡或路旁草地。分布于东北、华北、华东及湖南、湖北、广东、广西、贵州、云南、四川等地。

【采收加工】　夏、秋二季花开前及花期均可采割，除去杂质，晒干。

【性状鉴别】　本品茎圆柱形，表面灰绿色、黄棕色或紫棕色，有纵沟及细纵纹，枝对生，节略膨大；质轻而脆，易折断，花梗和分枝的上部被紫褐色头具柄的密腺毛和长柔毛；中部以上的地卵圆形或卵形，边缘有尖头齿；分枝非二歧状。总苞背面密被紫褐色头状盼柄腺毛；舌状花先端有灰褐色球状突起。气微，味微苦。

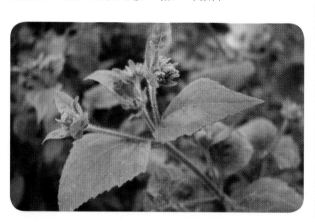

【性味功能】　味苦，性寒，有小毒。祛风湿，利关节，解毒的功能。

【炮　制】　腺梗豨莶：除去杂质，洗净，稍润，切段，干燥。

酒腺梗豨莶：取净豨莶段，照酒蒸法蒸透。

【主治用法】　用于风湿痹痛，筋骨酸软，四肢麻痹，半身不遂，风疹湿疮，疔疮肿毒。用量9～12克，水煎服。疮肿毒。

【现代研究】

1. 化学成分　本品含腺梗豨莶甙，腺梗豨莶醇，腺梗豨莶酸，对映－16β，17，18－贝壳杉三醇，对映－16β，17－二羟基－19贝壳杉酸，谷甾醇，胡萝卜甙等成分。

2. 药理作用　本品具有抗炎作用，降压及舒张血管作用，抗病原微生物作用，且对细胞免疫和体液免疫均有明显的抑制作用。

【应　用】

同豨莶草。

# 𝟔 芭蕉

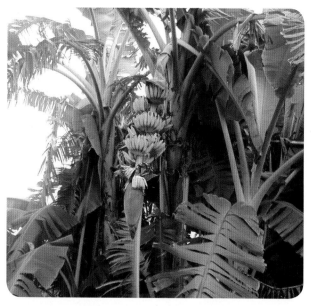

【基　源】　本品为芭蕉科多年生草本植物芭蕉的根茎。

【原植物】　多年生草本。茎短，通常为叶鞘包围而形成高大的假茎，高约4米。叶长2～3米，宽25～30厘米，基部圆形或不对称，先端钝，表面鲜绿色，有光泽,中脉明显粗大,侧脉平行;叶柄粗壮,长达30厘米。穗状花序顶生, 下垂; 苞片佛焰苞状, 红褐色或紫色, 每苞片有多数小花, 除苞片最下面具3～4不孕花外,其余皆发育。花单性, 通常雄花生于花束上部, 雌花在下部; 花冠近唇形, 上唇较长, 先端5齿裂, 下唇较短, 基部为上唇所包; 雄花具雄蕊5, 离生, 伸出花冠; 花药线形, 2室; 雌花子房下位, 3室, 花柱1, 柱头近头状, 光滑。浆果三棱状长圆形, 肉质。种子多数。

【生境分布】 多栽培于庭园及农舍附近。分布于长江流域以南的广大地区。

【采收加工】 全年可采。采集后洗净晒干生用, 或鲜用。

【性味功能】 味甘, 性大寒。有清热、利尿、止渴、解毒的功能。

【主治用法】 天行热病, 烦闷, 消渴, 黄疸, 水肿, 脚气, 血淋, 血崩, 痈肿, 疔疮, 丹毒。煎服, 15～30克, 鲜品加倍。外用: 适量, 捣汁敷、涂。

【应用】

1. 血崩、白带: 芭蕉根250克, 瘦猪肉200克, 水炖服。

2. 黄疸病: 芭蕉根、龙胆草各9克, 山慈姑6克, 捣烂, 冲水服。

3. 胎动不安: 芭蕉根10～15克, 煮猪肉食。

4. 高血压: 芭蕉根茎煎汁, 或同猪肉煮食。

5. 疮口不合: 芭蕉根取汁抹之。

# § 木贼麻黄（麻黄）

【基源】 麻黄为麻黄科植物木贼麻黄的干燥草质茎。

【原植物】 别名: 木麻黄、山麻黄、小灌木。木质茎粗壮。叶二裂。雄球花单生或3～4个集生于节上, 雄蕊6～8; 花丝结合, 稍外露。雌球花2个对生于节上, 雌花1～2朵。果熟时红色, 肉质, 卵球形, 种子1。花期6～7月, 果期8～9月。

【生境分布】 生于干旱砾质山地。分布于西北及华北等地区。

【采收加工】 秋季采割草质茎, 扎成小把, 阴干或晒干。

【性状鉴别】 较多分枝, 直径1～1.5厘米, 无粗糙感。节间长1.5～3厘米。膜质鳞叶长1～2毫米;

裂片2（稀3）, 上部为短三角形, 灰白色, 先端多不反曲, 基部棕红色至棕黑色。

【炮制】 蜜麻黄 取麻黄段, 照蜜炙法炒至不粘手。每100千克麻黄, 用炼蜜20千克。

【性味功能】 味辛、苦, 性温。有发汗散寒, 宣肺平喘, 利水消肿的功能。

【主治用法】 用于风寒感冒, 胸闷喘咳, 浮肿, 支气管炎等。用量1.5～9克。

【应用】

1. 肺炎、急性支气管炎: 麻黄4.5克, 杏仁9克, 生石膏18克, 甘草3克。水煎服。

2. 支气管哮喘、慢性支气管炎: 麻黄、桂枝、白芍、干姜、制半夏各6克, 细辛、五味子、甘草各3克。水煎服。

3. 风寒感冒, 咳喘无汗: 麻黄、桂枝、杏仁6克, 炙甘草各3克。水煎服。

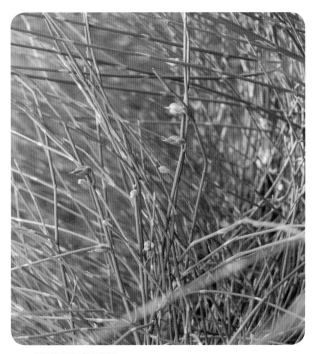

【现代研究】

1. 化学成分 木贼麻黄含生物碱, 其中主要是麻黄碱和伪麻黄碱。还含有鞣质、黄酮甙、糊精、菊粉、淀粉、果胶、葡萄糖等糖类化合物以及草酸、柠檬酸、延胡索酸等有机酸类。

2. 药理作用 本品有降压和抗炎作用, 其所含的麻黄碱对支气管平滑肌有松弛作用; 对循环系统的作用和肾上腺素相似, 能使心率加快、外周血管收缩、血压上升; 对中枢神经系统如大脑、脑干及脊髓均有兴奋作用, 大剂量可引起失眠、不安和震颤。

附注：麻黄根也药用。味甘，性平。有止汗的功能。用于自汗、盗汗。用量 3～9 克。

# § 中麻黄（麻黄）

【基　　源】　麻黄为麻黄科植物中麻黄的干燥草质茎。

【原 植 物】　小灌木，草质茎较粗壮，圆柱形，常被白粉，灰绿色，有对生或轮生的分枝。鳞叶膜质鞘状，下部约 1/3 合生，裂片 3。雄球花数个簇生于节上，卵形，苞片边缘膜质部分较明显，雄花的假花被倒卵形或圆形；雌球花 3 个轮生或 2 个对生于节上，长椭圆形。雌球花成熟时苞片红色，肉质，被白粉。种子 3。花期 5～6 月。果期 7～8 月。

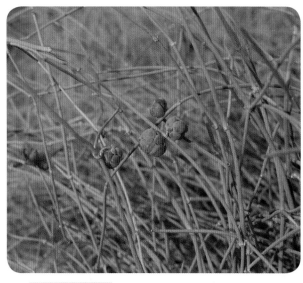

【生境分布】　生于干旱荒漠，多砂石的山地或草地。分布于吉林、辽宁、河北、山东、山西、内蒙古、陕西、宁夏、甘肃、青海、新疆等省自治区。

【采收加工】　9～10 月割取绿色草质茎，扎成小把，在通风处阴干或晾至 7～8 成干时再晒干。应防暴晒及霜冻。

【性状鉴别】　多分枝，直径 1.5～3 厘米，有粗糙感。节间长 2～6 厘米，膜质鳞叶长 2～3 毫米，裂片 3（稀 2），先端锐尖。断面髓部呈三角状圆形。

【炮　　制】　蜜麻黄：取麻黄段，照蜜炙法炒至不粘手。每 100 千克麻黄，用炼蜜 20 千克。

【性味功能】　味辛、苦，性温。有发汗、散寒，

宣肺平喘，利水消肿的功能。

【主治用法】　用于风寒感冒，胸闷喘咳，支气管炎，水肿等。用量 1.5～9 克。高血压病及心功能不全的患者慎用。多汗及虚喘患者忌用。

附注：中麻黄的根及根茎作为麻黄根使用。

【应　　用】
同木贼麻黄。

【现代研究】

1. 化学成分　中麻黄含多量麻黄碱，尚含鞣质、黄酮甙、糊精、菊粉、淀粉、果胶、纤维素、葡萄糖等。

2. 药理作用　同木贼麻黄。

# § 草麻黄（麻黄，麻黄根）

【基　　源】　麻黄为麻黄科植物草麻黄的干燥草质茎；麻黄根为草麻黄的干燥根及根茎。

【原 植 物】　草本状灌木。株高 20～40 厘米。木质茎短或呈匍匐状。小枝直伸或微曲，对生或轮生，叶 2 裂，裂片锐三角形，占叶鞘的 1/3～2/3。雄球花常成复穗状花序，苞片 4 对；雌球花熟时肉质红色，长圆状卵球形或球形；种子 2 粒，三角状卵球形。花期 5～6 月，果期 8～9 月。

【生境分布】　生于砂质干燥地。分布于吉林、辽宁、河北、河南、山西、陕西、宁夏、甘肃、新疆等省区。

【采收加工】　麻黄：秋季采割绿色的草质茎，扎成小把，至通风处阴干到 7～8 成干时再晒干。麻黄根：秋末采挖，除去残茎，须根及泥沙，晒干。

【性状鉴别】　呈细长圆柱形，少分枝，直径 1～2 毫米，有的带少量质茎。表面淡绿至黄绿色，有细的纵棱线，触之微有粗糙感。节明显，节间长 2～6 厘米，节上有膜质鳞叶，鳞叶 2，稀 3，锐三角形，长 3～4 毫米，先端反曲，基部常连合成筒状。质较脆，易折断，折断时有粉尘飞出，断面略呈纤维性，周边绿黄色，髓部红棕色，近圆形。气微香，味微苦涩。

【性味功能】　麻黄味辛、苦、性温。有发汗散寒，宣肺平喘，利水消肿的功能。麻黄根：味甘，性平。有止汗的功能。

【炮　　制】　蜜麻黄　取麻黄段，照蜜炙法炒至不粘手。每 100 千克麻黄，用炼蜜 20 千克。

【主治用法】　麻黄用于风寒感冒，胸闷喘咳，支

气管哮喘，支气管炎，水肿。用量1.5～9克。高血压病及心功能不全患者慎用。多汗及虚喘患者忌用。麻黄根用于自汗、盗汗。用量3～9克。

【现代研究】

1. 化学成分　本品含多种生物碱，总称麻黄生物碱，如l－麻黄碱、d－伪麻黄碱、l－N－甲基麻黄碱、d－N－甲基伪麻黄碱等。此外，尚含有挥发性的苄甲胺、儿茶酚以及少量的挥发油。

2. 药理作用　同木贼麻黄。

【应　　用】

同木贼麻黄。

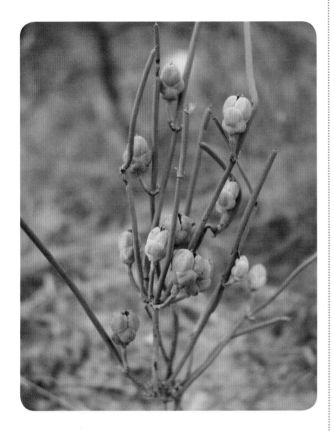

# ⑨ 木贼

【基　源】　本品为木贼科植物木贼的地上部分。

【原植物】　别名：锉草、笔头草、擦草。多年生常绿草本。根茎黑色，地上茎直立，单一不分枝或于基部簇生，节间中空，茎表面有纵沟棱，手摸粗糙。叶鞘筒贴于茎上，顶部与基部有2黑色圈。鞘齿顶部尾尖早落，成钝头，鞘片背面有棱脊2条，形成浅沟。孢子囊穗生于茎顶，长圆形，无柄，具小尖头，由多数轮状排列的六角形盾状孢子叶组成，沿孢子叶边缘生数个孢子囊；孢子圆球形，有2条弹丝，十字形着生，卷绕在孢子上。

【生境分布】　生于的林下湿地，山谷溪边。分布于东北及河北、山西、内蒙古、陕西、甘肃、湖北、新疆和四川等地。

【采收加工】　夏、秋季割取地上部分，除去杂质，晒干或阴干。

【性状鉴别】　茎呈长管状，不分枝。表面灰绿色或黄绿色，有18～30条细纵纵棱，平直排列，棱脊上有2行细小的疣状突起，触之稍挂手。节上着生鳞处状合生的筒状叶鞘，叶鞘基部和先端具2圈棕黑色较宽的环。鞘片背面有2条棱脊及1条浅沟。质脆，易折断，断面中空。边缘有20～30个小空腔，排列成环状，内有白色或浅绿色的薄瓤。气微，味微涩，嚼之有沙粒感。

【性味功能】　味甘、苦，性平。有疏风散热，退翳，止血的功能。

【主治用法】　用于目赤肿痛，目生云翳，迎风流泪，喉痛，痈肿，便血，血痢，脱肛，崩漏，外伤出血。用量3～9克。水煎服。

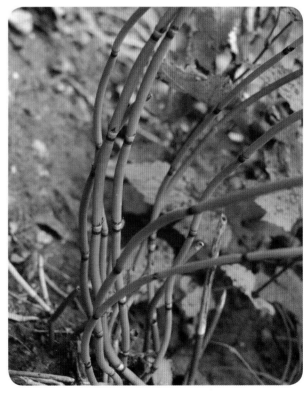

【现代研究】

1. 化学成分　本品含挥发性成分如琥珀酸、延胡索

219

酸、对－羟基苯甲酸、阿魏酸、香草酸等。尚含有犬问荆碱、胸腺嘧啶、香荚兰醛等。还含磷酸盐与多量的二氧化硅、硅酸盐、皂苷、树脂及葡萄糖和果糖。

2.药理作用　本品所含的硅酸盐和鞣质有收敛作用，从而对于接触部位，有消炎，止血作用。木贼醇提液能增加离体豚鼠心脏冠脉流量，有降压作用。所含的阿魏酸有抑制血小板聚集及释放的作用在动物实验中有镇静、抗惊厥作用，

【应　用】

1.目生云翳，多泪：木贼、谷精草、决明子各9克，蝉蜕3克。水煎服。

2.目昏多泪，迎风流泪：木贼9克，苍术12克。研细末，开水调服。

3.扁平疣及疣瘊：木贼适量，研细末外敷患处。

# 9　灯心草

【基　源】　本品为灯心草科植物灯心草的茎髓。

【原植物】　多年生草本。茎丛生，直立，圆柱状，具纵条纹；髓部白色，下部鞘状叶数枚，红褐色或淡黄色，上部的绿色，有光泽，叶退化呈刺芒状。花序聚伞状，假侧生，多花，密集或疏散；花小，淡绿色，具短柄；花被片6，2轮，边缘膜质；雄蕊3；子房上位。蒴果卵状三棱形或椭园形，3室，顶端钝或微凹。种子多数，卵状长圆形，褐色。花期5～6月，果期6～7月。

【生境分布】　生于湿地，沼泽边，溪边，田边等潮湿地带。分布于全国各地。

【采收加工】　夏、秋季采收地上部，晒干，剥出髓心，捆把。

【性状鉴别】　本品呈细圆柱形，长达90厘米，直径1～3毫米，表面白色或淡黄白色。置放大镜下观察，有隆起的细纵纹及海绵样的细小孔隙；微有光泽。质轻柔软，有弹性，易拉断，断面不平坦，白色。气味不显着。

【炮　制】　茎秆，顺茎划开皮部，剥出髓心，捆把晒干。

灯心炭：取灯心草置锅内，上覆一口径略小的锅，贴以白纸，两锅交接处，用盐泥封固，不使泄气，煅至白纸呈焦黄色停火，凉透取出。

朱灯心：取剪好的灯心段，用水喷洒，使微湿润，放瓷罐内，加入朱砂细末，反复摇动至朱砂匀布。

【性味功能】　味淡，性平。有清心热，利尿，除烦安神的功能。

【主治用法】　用于小便灼热，刺痛，失眠，心烦口渴，口舌生疮，疟疾等症。用量0.9～3克，外用适量。

【现代研究】

1.化学成分　本品含多种菲类衍生物：灯心草二酚，6－甲基灯心草二酚，灯心草酚，去氢灯心草二酚，去氢灯心草醛，木犀草素，β－苯乙醇，还含挥发油：芳樟醇，2－十一烷酮，2－十三烷酮，α－及β－紫罗兰酮，又含苯丙氨酸，正缬氨酸等氨基酸葡萄糖，半乳糖，木聚糖等糖类。

2.药理作用　本品具有利尿作用和止血作用。

【应　用】

1.小儿因心热而烦燥、夜啼：灯心草，水煎服。

2.成人因心肾不交而致夜睡不宁或失眠：灯心草，淡竹叶。水煎服。

3.肾炎水肿：鲜灯心草100克，车前草、地胆草50克，水煎服。

4.小儿热惊：灯心草6克，车前草9克，水煎服。

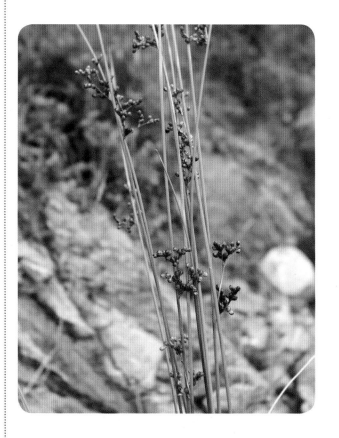

220

# 第十六卷 草部(曬草类下)

## § 地黄

【基　源】　本品为玄参科植物地黄的块根。

【原植物】　别名：蜜蜜罐、野生地黄。多年生草本，密生灰白色长柔毛及腺毛。根肥厚肉质，圆柱形或纺锤形；叶倒卵状披针形，边缘有钝齿。1～3丛生总状花序；花冠宽筒状，外暗紫色，内带黄色，有紫纹，先端5浅裂，稍二唇状。蒴果球形或卵圆形，宿存花萼。花期4～5月。果期5～6月。

【生境分布】　生于荒坡、田埂等处。河南、山东、陕西、河北等省有栽培。

【采收加工】　9～11月采挖根部，鲜用或加工成生地、熟地。

【性状鉴别】　呈不规则的圆形或长圆形块状，长6～12厘米，直径3～6厘米。表面灰棕色或灰黑色，全体皱缩不平，具不规则的横曲纹。细小的多为长条状，稍扁而扭曲。质柔软，干后则坚实，体重。不易折断，断面子坦，紫黑色或乌黑色而光亮，显油润，具粘性。气微香，味微甜。以肥大、体重、断面乌黑油润者为佳。

【炮　制】

干地黄：用水稍泡，洗净泥砂杂质，捞出焖润，切片晒干或烘干。

生地黄炭：取洗净的干地黄，置煅锅内装八成满，上面覆盖一锅，两锅接缝处用黄泥封固，上压重物，用文武火煅至贴在盖锅底上的白纸显焦黄色为度，挡住火门，待凉后，取出；或将干地黄置锅内直接炒炭亦可。

鲜地黄：用水洗净泥土，除去杂质，切段。

熟地黄：取净生地黄，照酒炖法炖至酒吸尽，取出，晾晒至外皮黏液稍干时，切厚片或块，干燥，即得。每100千克生地黄，用黄酒30～50千克；取净生地黄，照蒸法蒸至黑润，取出，晒至约八成干时，切厚片或块，干燥，即得。

【性味功能】　味甘、苦，性寒。有清热，滋阴，凉血，生津的功能。

【主治用法】　用于热病热盛，烦躁口渴，发斑发疹，吐血，衄血，尿血，咽喉肿痛。用量12～30克。生地：用于热病烦躁，发斑发疹，阴虚低热，消渴，吐血，衄血，尿血，崩漏。用量9～15克。熟地：用于阴虚血少，头昏耳鸣，腰膝酸软，消渴，遗精，经闭，崩漏。用量9～15克。水煎服或入丸服。

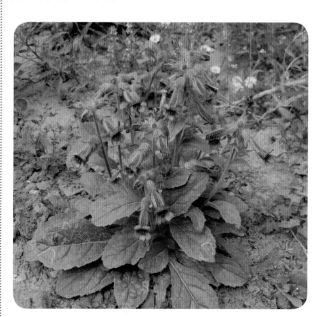

【现代研究】

1. 化学成分　地黄中含多种苷类，其中主含环烯酰萜及其苷类。

2. 药理作用　煎剂、浸剂或醇浸膏给家兔灌胃或注射有降低血糖作用；本品对某些致病性真菌有一定抑制作用。

【应　用】

1. 舌绛、口渴、便秘、失眠：生地、麦冬各24克，玄参30克。水煎服。

2. 吐血、衄血：生地、茅根、芦根。水煎服。

3. 糖尿病：生地、天冬、枸杞子。水煎服。

# ⑤ 柳叶牛膝

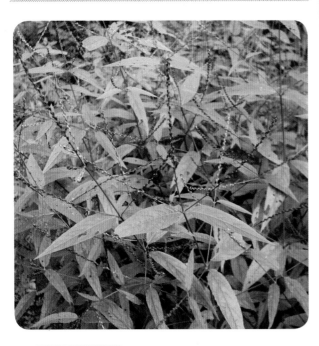

【基　源】　牛膝为苋科植物柳叶牛膝的根。

【原　植　物】　多年生草本，高1～2米。根粗短，鲜时断面带紫红色。叶披针形或狭披针形，先端渐尖，上面暗绿色，下面呈紫红色。花被具3脉。胞果。花期8～9月。

【生境分布】　多生于山野路旁。分布于江苏、浙江、安徽、江西、福建、湖北、湖南、四川、贵州、云南等省。

【采收加工】　冬季茎叶枯萎时挖取根部，捆成小把晒至干皱后，将顶端切齐，晒干。

【性状鉴别】　本品根茎短粗。根4～9条，扭曲，，向下渐细。表面灰黄褐色，具细密的纵皱纹及须根除去后的痕迹。质硬而稍有弹性，易折断，断面皮部淡灰褐色，略光亮，可见多数点状散布的维管束。气微，味初微甜后涩。

【炮　制】　拣去杂质，洗净，润透切段，晒干。

【性味功能】　味苦、酸，性平。生用有散瘀血，消痈肿的功能；熟用有补肝肾，强筋骨的功能。

【主治用法】　生用于淋病、尿血，经闭，难产，

产后瘀血腹痛，喉痹，跌打损伤；熟用于腰膝酸痛，四肢拘挛。用量4.5～9克。孕妇忌服。

【现代研究】

1. 化学成分　本品全草含蜕皮甾酮和牛膝甾酮。

2. 药理作用　本品有抗炎镇痛、抗生育、利尿等作用。

【应　用】

1. 跌打损伤：牛膝9克，水煎服。

2. 牙周病：牛膝、丹皮、当归各6克，生地、当归各15克，川连、生甘草各3克。水煎服。

3. 尿道炎：牛膝、当归、黄芩各2克，研末，水煎服。

4. 风湿腰腿痛：牛膝、络石藤、海桐皮、萆、苍术。水煎服。

# ⑤ 牛膝

【基　源】　本品为苋科植物牛膝的干燥根。

【原　植　物】　多年生草本。根圆柱形，土黄色。茎四棱，近无毛，具对生的分枝。叶椭圆形或椭圆披针形，先端尾尖，基部楔形，有毛。穗状花序腋生或顶生，花在后期反折。苞片宽卵形，小苞片刺状，顶端弯曲。花被片5，披针形。胞果椭圆形，长约2毫米。种子长圆形，黄褐色。花期7～9月，果期9～10月。

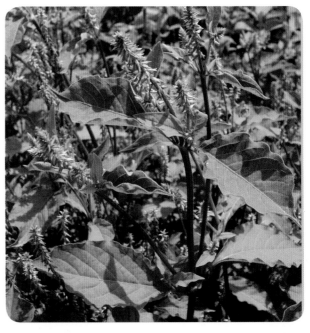

【生境分布】　生于山野路旁，主要栽培于河南，野生分布于山西、陕西、山东、江苏、浙江、江西、湖南、湖北、四川、贵州等省区。

【采收加工】 冬季茎叶枯萎时采挖，捆成小把，晒至干瘪后，将顶端切齐，晒干。

【性状鉴别】 本品根呈细长圆柱形，上端稍粗，下端较细。表面及黄色或淡棕色，具细微纵皱纹，有细小横长皮孔及稀疏的细根痕。质硬而脆，易折断，断面平坦，黄棕色，微呈角质样，中心维管束木部较大，黄白色，其外围散有多数点状维管束，排列成2～4轮。气微，味微甜、涩。

【炮 制】 牛膝：拣去杂质，洗净，润软，去芦，切段，晒干。

酒牛膝：取牛膝段，用黄酒喷淋拌匀，闷润后，置锅内炒至微干，取出放凉即得。

【性味功能】 味苦、酸，性平。有散瘀血，消痈肿，引血下行；补肝肾，强筋骨的功能。

【主治用法】 用于腰膝酸痛，筋骨无力，经闭，尿血等。并可用于宫颈癌，及骨肉瘤或骨肿瘤转移等。用量4.5～9克。孕妇忌服。

【现代研究】

1. 化学成分 本品根含三萜皂类、氨基酸和生物碱类及香豆精类化合物。

2. 药理作用 本品对蛋白质有同化作用；有抗炎镇痛和抗生育等作用。

【应 用】

同柳叶牛膝。

# § 川牛膝

【基 源】 本品为苋科植物川牛膝的根。

【原植物】 别名：甜牛膝、大牛膝、肉牛膝。多年生草本。根头部膨大成疙瘩头状。茎节处稍膨大，疏生糙毛。叶对生，窄椭圆形，先端尖，基部楔形，全缘，密生倒伏糙毛。花绿白色，多个花簇集合成头状花序，数个于枝端排成穗状。能育花居中，花被片5；不育花居两侧，花被片变成钩状芒刺。胞果长倒卵形，种子卵形，赤褐色。花期6～7月。果期8～9月。

【生境分布】 多为栽培。分布于四川、贵州、云南等省区。

【采收加工】 9～10月采挖根部，晒至半干时，经发汗后再晒干。

【性状鉴别】 本品呈近圆柱形，微扭曲，向下略细或有少数分枝，长30～60厘米，直径0.5～3厘米。表面黄棕色或灰褐色，具纵皱纹、支根痕和多数横向突起的皮孔。质韧，不易折断，断面浅黄色或棕黄色，维管束点状，排列成数轮同心环。气微，味甜。

【炮 制】 川牛膝：除去杂质及芦头，洗净，润透，切薄片，干燥。本品为圆形薄片，厚0.1～0.2厘米，直径0.5～3厘米。表面灰棕色，切面淡黄色或棕黄色。可见多数黄色点状维管束。

酒川牛膝：取川牛膝片，照酒炙法炒干。

【性味功能】 味甘，微苦，性平。有祛风湿，活血通经的功能。

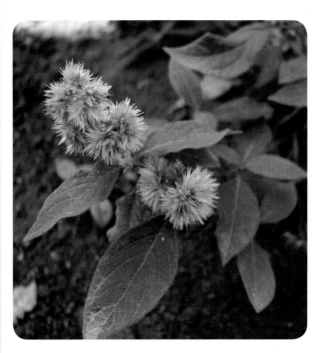

【主治用法】 用于风湿腰膝疼痛，血淋，尿血，瘀血经闭，症瘕难产，胎衣不下，产后瘀血腹痛。用量4.5～9克。

【现代研究】

1. 化学成分 本品含有多种昆虫变态甾体，杯苋甾酮，紫苋甾酮A、B，蜕皮甾酮等。

2. 药理作用 本品有明显的抗生育作用，增强肝代谢；还有利胆、降血脂、抗炎等作用。临床上选方可用于治疗痛经产后尿血，牙龈肿痛。

【应 用】

1. 跌打损伤、腰膝疼痛：川牛膝、杜仲、川续断、乳香、没药、宣木瓜、麻黄、马钱子各18克，共研细末，每次3克，温开水送服。

2. 尿道炎、尿血：川牛膝、当归、黄芩等分，水煎服。

3. 齿龈肿痛：川牛膝、丹皮、当归各6克，生地15克，川连、生甘草各3克。水煎服。

# ♀ 紫菀

【基　源】　本品为菊科植物紫菀的根及根茎。

【原植物】　多年生草本。根茎粗短，簇生多数细长根。基生叶丛生，有长柄，匙状长椭圆形，先端钝尖，基部下延长，两面有短硬毛；茎生叶互生，长椭圆形或披针形，先端短尖，基部下延，边缘有不整齐粗锯齿。头状花序多数，伞房状排列；总苞半球形，绿色带紫色，先端及边缘膜质；花序周围为舌状花，雌性，蓝紫色；管状花两性，黄色。瘦果倒卵状长圆形，扁平，宿存白色冠毛。花期8～9月。果期9～10月。

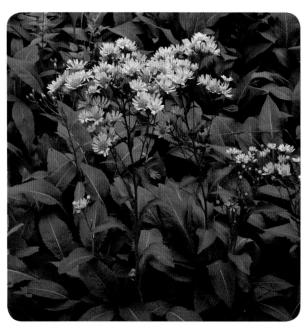

【生境分布】　生于山地、河边草地潮湿处。分布于东北、华北及陕西、甘肃、青海、安徽、浙江等省区。

【采收加工】　秋季叶枯萎后采挖，细根编小辫状，晒干。

【性状鉴别】　本品根茎呈不规则块状，大小不一，顶端有茎、叶的残基，质稍硬。根茎簇生多数细根，长3～15厘米，直径0.1～0.3厘米，多编成辫状；表面紫红色或灰红色，有纵皱纹；质较柔韧。气微香，味甜、微苦。

【炮　制】　紫菀：捡去杂质，除去残茎，洗净，稍闷润，切成小段晒干。

蜜紫菀：取紫菀段加炼蜜（和以适量开水）拌匀，稍闷润，用文火炒至不粘手为度，取出放凉。

【性味功能】　味辛、苦，性温。有润肺，祛痰，止咳的功能。

【主治用法】　用于气逆咳嗽，痰吐不利，肺虚久咳，痰中带血，支气管炎等。用量6～9克。

【现代研究】

1. 化学成分　本品含无羁萜醇、无羁萜、紫菀酮、紫菀皂甙、槲皮素，挥发油中含毛叶醇、乙酸毛叶酯、茴香醚、烃、脂肪酸、芳香族酸等。

2. 药理作用　本品具有祛痰、镇咳作用、抗菌作用和抗癌作用。

【应　用】

1. 慢性气管炎、肺结核病之咳嗽：紫菀9克，前胡、荆芥、百部、白前各6克，桔梗、甘草各3克。水煎服。

2. 百日咳：紫菀9克。水煎服。

3. 肺炎、气管炎：紫菀9克。水煎服。

4. 咳嗽劳热：炙紫菀、天冬、桑白皮各9克，黄芩4.5克，桔梗、知母、党参各6克，甘草1.5克。水煎服。

# ♀ 阔叶麦冬

【基　源】　麦冬为百合科植物阔叶麦冬的干燥块根。

【原植物】　别名：大麦冬。多年生草本。不具地下横走茎。根多分支，常局部膨大成纺锤或矩圆形块根，叶丛生，革质，宽0.8～2.2厘米，具脉9～12条。花茎长于叶片。总状花序，直立，长25～40厘米，具多数花，3～8朵簇生；花被片矩圆形，紫色；花丝与花药近等长。花柱长约2毫米，柱头3裂。

【生境分布】　生于海拔100～1400米山地林下。分布于华东、华中、华南、华西地区。

【采收加工】　清明后采收，挖出块根后，洗净，晒干。

【性状鉴别】　本品块根呈矩圆形，两端钝圆，长1～3厘米，直径6～12毫米。表面棕竭色，有宽皱折，凹凸不平。质硬，断面土黄色，角质样，中柱明显，不易折断。气微，味微甜。

【炮　制】　除去杂质，洗净，润透，轧扁，干燥。

【性味功能】　味甘、微苦，性微寒。有补肺养胃、滋阴生津止咳润喉功能。

【主治用法】 用于肺燥干咳、津少口渴、心烦、便秘等症。用量6～12克。

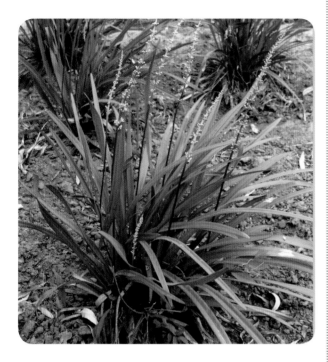

【现代研究】

1. 化学成分 本品含甙元为鲁斯可皂甙元和薯蓣皂甙元的多种阔叶山麦冬皂甙（阔叶山麦冬皂甙A、B、C、D、E、F、G、H）。

2. 药理作用 本品具有镇静、抗心律失常、抗疲劳、延缓衰老作用，并对心肌梗塞有保护作用，也有抗缺氧作用，尚可增强免疫功能。

【应 用】
同麦冬。

# 9 麦冬

【基 源】 本品为百合科植物麦冬的块根。

【原植物】 别名：麦门冬、寸麦冬、地麦冬。多年生草本，茎短，具膨大纺锤形肉质块根。叶丛生，狭长线形，基部有多数纤维状老叶残基，先端尖，基部稍扩大，边缘有膜质透明叶鞘。花茎比叶短，总状花序顶生，穗状，膜质小苞片腋生1～3朵 花微下垂，不展开，淡紫色或白色。果实浆果状球形，黑蓝色。花期5～8月。果期7～9月。

【生境分布】 生于山坡阴湿处、林下或溪沟岸边。分布于河北、陕西及华东、中南、西南等地区。

【采收加工】 夏季采挖块根，反复暴晒、堆积，晒干。

【性状鉴别】 本品呈纺锤形，两端略尖，长1.5～3厘米，直径0.3～0.6厘米。表面黄白色或淡黄色，有细纵纹。质柔韧，断面黄白色，半透明，中柱细小。气微香，味甘、微苦。

【炮 制】 除去杂质，洗净，润透，轧扁，干燥。

【性味功能】 味甘、微苦，性寒。有养阴润肺，养胃生津，清心除烦的功能。

【主治用法】 用于肺燥干咳，肺痨咳嗽，津伤口喝，心烦失眠，内热消渴，肠燥便秘，咽白喉，肺结核咯血。用量6～12克。

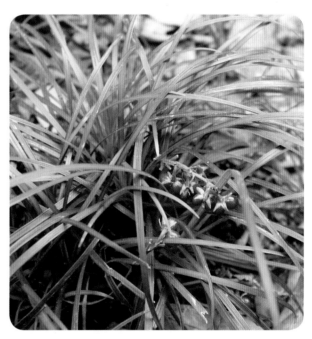

【现代研究】

1. 化学成分 本品含多种甾体皂甙：麦冬皂甙A、B、C、D，另含麦冬皂甙B'、C'、D'，尚含多种黄酮类化合物如麦冬甲基黄烷酮A、B，麦冬黄烷酮A、麦冬黄酮A、B，甲基麦冬黄酮A，B等成分

2. 药理作用 本品具有镇静、抗心律失常、抗疲劳、延缓衰老作用，并对心肌梗塞有保护作用，也有抗缺氧作用，尚可增强免疫功能。

【应 用】

1. 慢性支气管炎、慢性咽炎：麦冬15克，法夏45克，党参9克，甘草3克，粳米15克，大枣4枚。水煎服。

2. 热病后期之津亏便秘、虚热烦渴：麦冬、生地各 24 克，玄参 30 克。水煎服。

3. 虚脱患者出汗过多，心跳过速，血压低：麦冬 2 克，人参 6 克，五味子 4.5 克。水煎服。

# 山麦冬

【基源】 麦冬为百合科植物山麦冬的干燥块根。

【原植物】 多年生草本。根稍粗，近末端常膨大成矩圆形、椭圆形或纺锤形的肉质块根。根状茎短，木质，具地下走茎。叶长 20～65 厘米，宽 3～6 毫米。花茎通常长于或等长于叶，长 18～70 厘米；总状花序长 6～15 厘米，具多数花，常 2～4 朵簇生于苞片腋内；苞片小，干膜质；花梗长 4 毫米，关节位于中部以上或近顶端；花被片矩圆形、矩圆状披针形，长 3.5～5 毫米，淡紫色；花丝长约 2 毫米，花药狭矩圆形，花药与花丝等长；子房上位，近球形，花柱长约 2 毫米，柱头不明显。

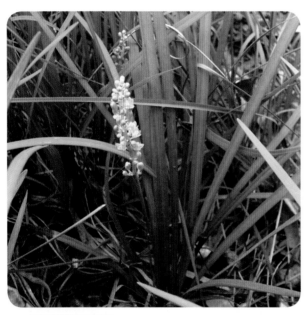

【生境分布】 生于海拔 50～1400 米的山坡、山谷林下。分布于华北及秦岭以南地区，部分省区栽培作麦冬药用。

【采收加工】 清明后采收，挖出块根后，洗净，晒干。

【性状鉴别】 本品呈纺锤形，两端略尖，长 1.2～3 厘米，直径 0.4～0.7 厘米。表面淡黄色至棕黄色，具不规则纵皱纹。质柔韧，干后质硬脆，易折断，断面淡黄色

至棕黄色，角质样，中柱细小。气微，味甜，嚼之发黏。

【炮制】 除去杂质，洗净，干燥。

【性味功能】 味淡，微苦，性微寒。有滋阴生津、润肺止咳、清心除烦的功能。

【主治用法】 用于热病伤津，肺燥干咳，津少口渴，心烦，咽干，肺结核咯血，便秘等。用量 6～12 克。

【现代研究】

1. 化学成分 本品含甾体皂甙：土麦冬皂甙 A、B，土麦冬皂甙 A 的原皂甙元 II 及原皂甙元 III，麦冬皂甙 B，β－谷甾醇葡萄糖甙，另含黄酮类成分。

2. 药理作用 本品具有强心、扩冠作用，并有抗心肌缺血和抗心律失常作用。

【应用】 同麦冬。

# 黄花菜

【基源】 萱草为百合科植物黄花菜的干燥根及根茎。

【原植物】 多年生草本。植株较高，具短根状茎和稍肉质肥大纺锤状根。叶基生，排成二列，线形。花莛长短不一，基部三棱形，上部多少圆柱形，具分枝；苞片披针形或狭三角形；花多朵，花被淡黄色，有时在花蕾时顶端常带紫黑色；花被管长 3～5 厘米，花被裂片 6。蒴果，钝三棱状椭圆形，长 3～5 厘米；种子多数，黑色，具棱。花、果期 5～9 月。

【生境分布】 生于山坡、草地或林缘。分布于全国各地。

【采收加工】 7～9 月花后挖取根部，除去地上部分，洗净，晒干。

【炮制】 除去残茎，洗净切片晒干。

【性味功能】 味甘，性凉。有利尿消肿的功能。

【主治用法】 用于小便不利，浮肿，淋病，乳痈肿痛等症。用量 4.5 克。

【现代研究】

1. 化学成分 本品根含 β－香树脂醇、羽扇豆酸、二氢山奈素－3－葡萄糖醛酸苷等。叶含黄花菜内酯。黄花菜尚含有氨基酸。

2. 药理作用 本品主要有止血和利尿作用。

【应　用】

1. 乳痈肿痛：萱草根捣烂，敷患处。

2. 大肠下血：萱草、茶花、赤地榆，研末，水煎服。

3. 黄疸：萱草100克，母鸡，水炖服。

4. 男子腰痛，肾虚：萱草根、猪腰一个，水煎服。

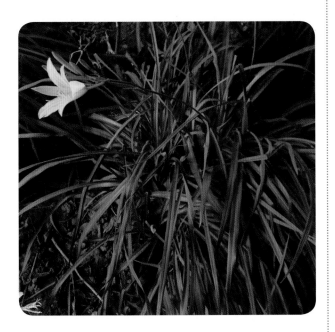

## ᕙ 萱草

【基　源】　本品为百合科植物萱草的干燥根及根茎。

【原 植 物】　多年生草本。具短的根状茎、肉质纤维根和块根。叶基生，排成2列，条形，先端渐尖，基部抱茎，全缘，主脉明显，背面呈龙骨状突起。花茎粗状，从叶丛中抽出，聚伞花序成圆锥状，有花6～12朵；花被6片，橙色或橙红色，2轮，内轮较宽，中部具褐红色色带，边缘稍波状，基部合生成短粗漏斗状，盛开时，花被向外反卷。蒴果长圆形，具钝棱。种子有棱角，黑色，光亮。花期6～7月，果期8～9月。

【生境分布】　野生于湿润的山坡，沟边，林下。分布于河北、山西、陕西、山东、湖北、四川、云南、贵州、广东、广西、湖南等地。全国各地有栽培。

【采收加工】　秋季采挖根部，洗净晒干。

【性状鉴别】　本品具短缩的根茎和肉质肥厚的纺锤状块根，中下部膨大成纺锤形块根，多干瘪扭皱，有多数纵皱及少数横纹。表面灰黄色或淡灰棕色。体轻，质松软，稍有韧性，不易折断。断面灰棕色或暗棕色，有放射状裂隙。气微香，味稍甜。

【性味功能】　味甘，性凉。有清热利尿，凉血止血的功能。

【主治用法】　用于小便不利，水肿，腮腺炎，黄疸，膀胱炎，尿血，月经不调，衄血、便血、淋病、乳痈肿痛等病。用量6～12克；外用适量。

【现代研究】

1. 化学成分　本品含大黄酚、大黄酸、美决明子素、美明子素甲醚、萱草根素等。

2. 药理作用　本品有利尿、抗结核作用，能用于治疗血吸虫病。

【应　用】

同黄花菜。

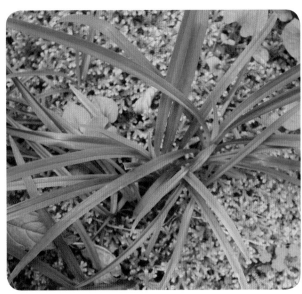

## ᕙ 小黄花菜

【基　源】　萱草为百合科植物小黄花菜的干燥根及根茎。

【原 植 物】　多年生草本。绳索状根密生于短缩的根茎上，细长圆柱形。叶基生，条形。花茎纤细，不分枝，顶生1～3花；花淡黄色、芳香，具短梗或近无梗，下部筒状，上部漏斗状，花被裂片6，裂片向外反卷。蒴果长圆形。花期6～8月，果期7～9月。

【生境分布】　生于山坡草地，林缘，湿地。分布于黑龙江、吉林、辽宁、河北、河南、山东、山西、内蒙古、江苏、江西、陕西、甘肃等省区。

227

【采收加工】 秋季采挖根部，洗净晒干。

【炮　制】 除去残茎、须根，洗净，晒干。

【性味功能】 味甘，性凉。有清热利尿，凉血止血的功能。

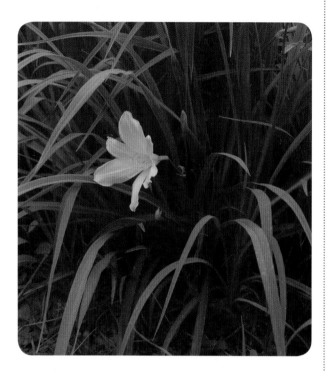

【主治用法】 用于小便不利，水肿，腮腺炎，黄疸，膀胱炎，尿血，月经不调，衄血，便血、淋病、乳痈肿痛等病。用量6～12克；外用适量。

【现代研究】

1. 化学成分　本品根含天门冬素和秋水仙碱。还含蒽醌类、甾类、酚类、氨基酸及糖类等。

2. 药理作用　同萱草。

【应　用】

同黄花菜。

 鸭跖草

【基　源】 本品为鸭跖草科植物鸭跖草的干燥地上部分。

【原植物】 葡匐一年生草本。节上生根，单叶互生，卵状披针形，叶鞘膜质，白色。佛焰苞有柄，心状卵形，边缘对合折叠，基部不相连，被毛；花蓝色，具长爪，萼片，薄膜质；花瓣3，分离。蒴果2室；花、果期6～10月。

【生境分布】 生于路旁，田埂，山坡阴湿处。分布于大部分地区。

【采收加工】 夏、秋二季采收，晒干。

【性状鉴别】 本品长可达60厘米，黄绿色或黄白色，较光滑。茎有纵棱，直径约0.2厘米，多有分枝或须根，节稍膨大，质柔软，断面中心有髓。叶互生，多皱缩、破碎，完整叶片展平后呈卵状披针形或披针形，先端尖，全缘，基部下延成膜质叶鞘，抱茎，叶脉平行。花多脱落，总苞佛焰苞状，心形，两边不相连；花瓣皱缩，蓝色。气微，味淡。

【炮　制】 除去杂质，洗净，切段，晒干。

【性味功能】 味甘、淡，性微寒。有清热解毒，利水消肿的功能。

【主治用法】 用于风热感冒，高热不退，咽喉肿痛，肾炎水肿，痈肿疔毒及毒蛇咬伤。用量15～30克，鲜品60～90克；外用适量。

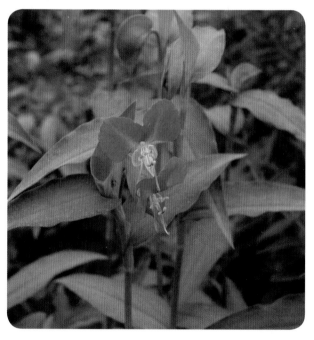

【现代研究】

1. 化学成分　全草含左旋-黑麦草内酯、无羁萜、β-谷甾醇、对-羟基桂皮酸、胡萝卜甙和D-甘露醇及正三十烷醇。地上部分含生物碱：1-甲氧羰基-β-咔啉、哈尔满及去甲哈尔满。花瓣含花色甙、鸭跖黄酮甙、丙二酸等。

2. 药理作用　本植物茎叶的水浸剂或煎剂能兴奋子宫、收缩血管，并能缩短凝血时间。

【应　用】

1. 流感：鸭跖草30克，紫苏、马兰根、竹叶、麦冬各9克，豆豉15克，水煎服。

2. 上呼吸道感染，支气管炎：鸭跖草、蒲公英、桑叶各30克，水煎服。

3. 急性咽炎，扁桃体炎：鲜鸭跖草30克，水煎服；或捣烂，取汁，含咽。

4. 四肢水肿：鸭跖草15克，赤小豆60克，水煎服。

# § 淡竹叶

【基　源】 本品为禾木科植物淡竹叶的地上部分。

【原植物】 多年生草本。根状茎粗短，中部可膨大成纺锤形块根。茎丛生，中空，节明显。叶互生，广披针形，先端渐尖，基部窄缩成柄状，全缘。圆锥花序顶生，分枝较少；小穗条状披针形，排列稍偏于穗的一侧，脱节于颖下；不育外稃互相紧包并渐狭小，顶端具短芒成束而似羽冠。颖果深褐色。花期7～9月，果期10月。

【生境分布】 生于荒地、田间和路旁。分布于长江以南各省区。

【采收加工】 5～7月拔取全草，切去须根及根茎，晒干或阴干。

【性状鉴别】 本品长25～75厘米。茎呈圆柱形，有节，表面淡黄绿色，断面中空。叶鞘开裂。叶片披针形，有的皱缩卷曲，长5～20厘米，宽1～3.5厘米；表面浅绿色或黄绿色。叶脉平行，具横行小脉，形成长方形的网格状，下表面尤为明显。体轻，质柔韧。气微，味淡。

【炮　制】 除去杂质，切段。

【性味功能】 味甘，性寒。有清热除烦、利尿的功能。

【主治用法】 用于热病心烦，咽喉炎，口腔炎，牙龈肿痛，尿少色黄，尿道炎等症。用量3～15克，水煎服。

【现代研究】

1. 化学成分本品含三萜化合物如芦竹素、白茅素、蒲公英赛醇等，以及甾类物质如豆甾醇、β－谷甾醇、蒲公英甾醇等。

2. 药理研究本品有解热、利尿、抑菌作用，还有抗肿瘤、升高血糖作用。临床上选方可用于预防中暑，治疗热心烦口渴、肺炎高热咳嗽、眼赤、治尿血等。

【应　用】

1. 发热、心烦、口渴：淡竹叶9～15克，水煎服。

2. 暑热而出现心火症状：淡竹叶、木通各12克，生地18克，甘草梢6克，水煎服。

3. 血尿：淡竹叶50克，生地15克，生藕节50克。水煎服。

4. 衄血：淡竹叶、生栀子、一枝黄花各9克，水煎服。

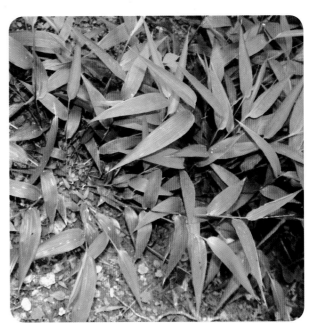

# § 蜀葵

【基　源】 本品以锦葵科植物蜀葵的根、叶、花、种子入药。

【原植物】 二年生草本，有星状毛。茎基部木质化。叶互生，近圆心形，掌状5～7浅裂，基部心形，边缘锯齿，上面粗糙。花单生叶腋，花大，红、紫、白、黄及黑紫色；小苞片基部合生；萼钟形，5齿裂；花单瓣或重瓣，爪有长髯毛；雄蕊多数，花丝成筒状；子房多室。果盘状，熟时自中轴分离。花期7～9月。

【生境分布】 全国各地广为栽培。

【采收加工】 春、秋采根，切片晒干；夏季采花，阴干；秋季采种子，晒干。

【性状鉴别】 本品根圆锥形，略弯曲；表面土黄色，栓皮易脱落。质硬，不易折断，断面不整齐，纤维状。气淡，味微甘。花卷曲，呈不规则的圆柱状，有的带花萼和副萼，花萼杯状，5裂，裂片三角形，副萼6～7裂，两者均黄褐色，并长有较密的星状毛。花瓣皱缩卷折，平展后呈倒卵状三角形。雄蕊多数，花丝联合成筒状。花柱上部分裂呈丝状。质柔韧稍脆。气微香，味淡。

【性味功能】　味甘，性凉。根有清热解毒，排脓，利尿的功能。种子有利尿通淋的功能。花有通大小便，解毒散结的功能。

【主治用法】　根用于肠炎，痢疾，尿路感染，小便赤痛，子宫颈炎，白带。种子用于尿路结石，小便不利。花用于大小便不利，梅核气。外用于痈肿疮疡，烧烫伤。

【现代研究】

1. 化学成分　本品根含大量粘液质，如戊糖，戊聚糖，甲基戊聚糖等。

2. 药理作用　本品根可作润滑药，用于粘膜炎症，起保护、延缓刺激的作用。

【应　用】

1. 烫伤，烧伤：鲜蜀葵叶，捣烂外敷患处。

2. 肠炎，痢疾：蜀葵根 15 克。水煎服。

3. 尿路结石，小便不利，水肿：蜀葵及根子 6 克。研末，蜂蜜调服。

4. 子宫颈炎：蜀葵根适量，煎水熏洗阴道，并鲜蜀葵叶捣汁涂敷患处。

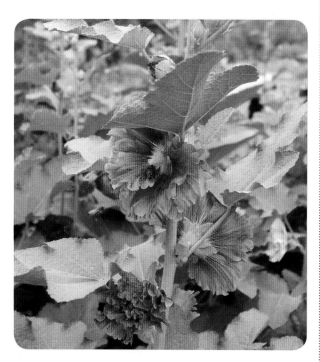

# 野葵（冬葵子）

【基　源】　冬葵子为锦葵科植物野葵的干燥成熟种子。

【原植物】　别名：冬葵。一年或多年生草本，

被星状柔毛。叶互生，掌状 5 ～ 7 裂，近圆形，基部心形，裂片卵状三角形，边缘有锯齿。花数朵簇生叶腋，淡粉色；萼 5 齿裂；花瓣 5，三角状卵形；雌蕊联合成短柱状。蒴果扁球形，生于宿萼内，由 10 ～ 11 心皮组成，熟后心皮彼此分离并与中轴脱离，形成分果。花期 4 ～ 5 月。果期 7 月。

【生境分布】　生于村边、路旁草丛。分布于吉林、辽宁、河北、陕西、甘肃、青海、江西、湖南、四川、贵州、云南等省。

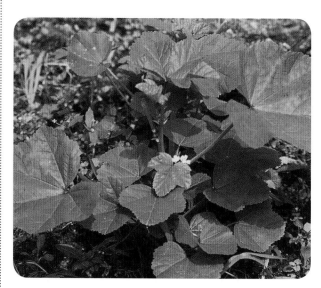

【采收加工】　夏、秋果实成熟时采收，筛出种子，除去杂质，阴干。

【性味功能】　味甘、苦，性微寒。有清热，利尿，消肿，滑肠通便，下乳的功能。

【主治用法】　用于尿路感染，尿闭，水肿，大便不通，乳汁不通。用量 3 ～ 9 克。

【应　用】

1. 血淋，虚劳尿血：冬葵子，水煎服。

2. 盗汗：冬葵子 9 克，水煎兑白糖服。

3. 大便不通：冬葵子，研末，乳汁冲服。

4. 乳汁不通：冬葵子（炒香）、缩砂仁等分，研末，酒温服。

# 天葵（天葵子）

【基　源】　本品为天葵子为毛茛科天葵的块根。

【原植物】　别名：紫背天葵、千年老鼠屎。多

年生草本。块根肉质，纺锤形，棕黑色，有须状支根。基生叶为三出复叶，扇状菱形或倒卵状菱形，3深裂；茎生叶较小，互生。1～2歧聚伞花序，具白色细柔毛；苞片叶状，花小，白色，常带淡紫色；萼片5，花瓣状；花瓣5，匙形。果2～4，种子多数，黑色，皱缩。花期3～4月，果期4～5月。

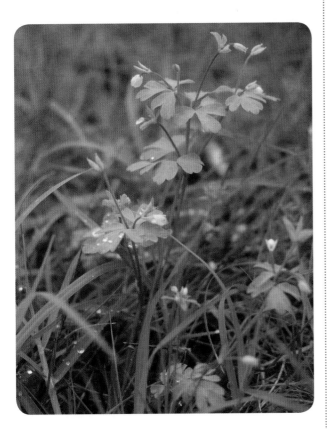

【生境分布】 生于丘陵或低山林下、草丛、沟边等阴湿处。分布于南方大部分省区。

【采收加工】 夏初采挖块根，干燥，除去须状根。

【性状鉴别】 本品块根肉质，外皮棕黑色，有须状支根。茎纤细，被白色细柔毛。基生叶为三出复叶，具长柄，基部扩大成鞘状；小叶扇状菱形或倒卵状菱形，3深裂，黄绿色，下面常带紫色。单歧或二歧聚伞花序，花小；苞片小；花梗纤细，被短柔毛；萼片常带淡紫色；花瓣匙形。蓇葖果久状长椭圆形，表面具凸起横向脉纹。种子椭圆形，褐色。气微，味微甘、苦。

【炮 制】 将原药除去泥屑、残根等杂质，切中段。筛去灰屑。

【性味功能】 味甘、苦，性寒，有小毒。有清热解毒、消肿散结的功能。

【主治用法】 用于瘰疬、痈肿疔疮、跌打损伤、毒蛇咬伤。用量9～18克。外用适量，捣烂敷患处。

【现代研究】

1. 化学成分 本品主要含含生物碱类成分。

2. 药理作用 暂无。

【应 用】

1. 毒蛇咬伤：天葵子适量，捣烂敷患处。

2. 诸疝初起，发寒热，疼痛，欲成囊痈者：天葵子400克，荔枝核十四枚，小茴香3克，蒸白酒，频服。

3. 瘰疬：天葵子4.5克，海藻、海带、昆布、贝母、桔梗、海螵蛸。研末，酒湖为丸，饮后温酒服下。

# 6 龙葵

【基 源】 本品为茄科植物龙葵的干燥全草。

【原植物】 一年生草本。根圆锥形，木质化。叶互生，卵形或近菱形，先端短尖，基部楔形下延至叶柄，全缘或波状齿，疏生短毛。花序腋生，短蝎尾状，有花4～10朵，下垂；花萼杯状，5浅裂；花冠白色，辐状，5深裂。浆果球形，黑色，宿存宿萼。种子多数，扁圆形。花期6～10月，果期7～11月。

【生境分布】 生于田边、荒地、村旁、溪边、林缘等地。全国各地有分布。

【采收加工】 夏、秋季采收全草，洗去泥土，鲜用或晒干。

【性状鉴别】 圆柱形，多分枝，长30～70厘米，直径2～10毫米，表面黄绿色，具纵皱纹。质硬而脆，断面黄白色，中空。地皱缩或破碎，完整者呈卵形或椭圆形，长2～12厘米，宽2～6厘米，先端锐尖或钝，全缘或有不规则波状锯齿，暗绿色，两面光滑或疏被短柔毛；叶柄长0.3～2.2厘米。花、果少见，聚伞花序蝎尾状，腋外生，花4～6朵，花萼棕褐色，花冠棕黄色。浆果球形，黑色或绿色，皱缩。种子多数，棕色。气微味淡。

【炮 制】 去杂质，晾干。

【性味功能】 味苦，性寒。有清热解毒，利水消肿，活血的功能。

【主治用法】 用于疮痈肿毒，皮肤湿疹，小便不利，慢性气管炎，白带过多15～50克；外用适量。

【现代研究】

1. 化学成分 本品含生物碱类：澳洲茄碱，澳洲茄边碱，β－澳洲茄边碱，植物凝集素，澳洲茄胺，N－甲基澳洲茄胺，β－羟基澳洲茄胺，α－澳洲茄边碱，α－澳洲茄碱，乙酰胆碱，龙葵皂甙 A、B，龙葵螺甙，胆甾醇等成分。

2.药理作用　本品具有抗炎、降压、镇静、抗菌等作用，并对中枢神经系统产生双向调节作用，且有祛痰平喘作用，可增加免疫力。

【应　　用】

1. 痢疾：鲜龙葵 100 克，水煎调蜜服。

2. 疔疮肿毒：龙葵水煎服，并鲜龙葵捣烂敷患处。

3. 白带：龙葵 50 克，水煎服。

4. 咽喉肿痛：龙葵 50 克，甘草 3 克，水煎服。

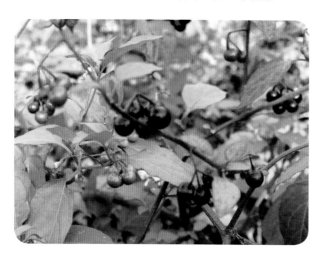

# ⑤ 挂金灯（锦灯笼）

【基　　源】　锦灯笼为茄科植物挂金灯的宿萼。

【原 植 物】　别名：酸浆、红姑娘、挂金灯。多年生草本，有节稍膨大，下部带紫色。茎下部叶互生或对生，广卵形或卵形，先端尖，基部圆形或广楔形下延至叶柄上部，边缘波状或缺刻。单花腋生，花萼钟状；花冠白色，5 裂。浆果包于宿萼囊中，球形，橙红色或朱红色；宿萼阔卵形囊状。种子多数，黄色。花期 6～10 月。果期 7～11 月。

【生境分布】　生于旷野，山坡，林缘等地。分布于全国大部分地区。

【采收加工】　秋季，宿萼由绿变红时，采摘带宿萼浆果晒干。

【性状鉴别】　本品宿萼膨大而薄，略呈灯笼状，多皱缩或压扁，长 2.5～4.5 厘米，直径 2～4 厘米；表面橘红色或淡绿色，有 5 条明显的纵棱，棱间具网状细脉纹，先端渐尖，微 5 裂，基部内凹，有细果柄。体轻，质

韧，中空，或内有类球形浆果，直径约 1.2 厘米，橘黄色或橘红色，表面皱缩，内含多数种子。种子细小，扁圆形，黄棕色。气微，宿萼味苦，果实微甜、微酸。

【炮　　制】　去掉果实或连同果实一起晒干。

【性味功能】　味苦、酸，性寒。有清热解毒，利咽化痰的功能。

【主治用法】　用于咽喉肿痛，肺热咳嗽，感冒发热，湿热黄疸，风湿关节炎，天疱疮，湿疹等。孕妇忌服。浆果可作水果。用量 4.5～9 克。水煎服或蒸蛋。外用水煎洗，研末调敷或捣烂外敷。

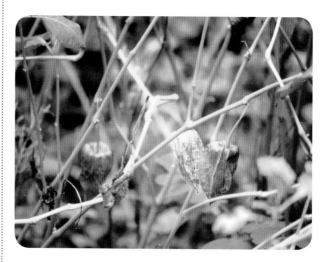

【现代研究】

1. 化学成分　本品含有枸橼酸，酸浆甾醇 A、B，β－谷甾醇，胆甾醇，24－甲基胆甾醇，24－乙基胆甾醇，豆甾醇，24－甲基－5，24－胆甾醇烯醇，28－异岩藻甾醇，24－亚甲基胆甾醇，24－乙基胆甾烷醇，7－胆甾烯醇，8－羊毛甾烯－3β－醇，羊毛甾醇，24－亚甲基.－8－羊毛甾烯－3β－醇，环木菠萝烷醇，环木菠萝烯醇及 24－亚甲基环木菠萝烷醇等成分。

2. 药理作用　本品具有抗菌作用和抗肿瘤作用。

【应　　用】

1. 急性咽喉炎：锦灯笼 50 克，铺地锦 15 克，共捣烂冲蜜服。

2. 尿血：鲜锦灯笼、大蓟各 50 克，水煎服。

3. 咽喉肿痛：锦灯笼 15 克，甘草 6 克，水煎服。

4. 天疱疮、湿疹：酸浆适量，捣烂外敷。

# 𝔤 鹿蹄草

【基 源】 本品为鹿蹄草科植物鹿蹄草的干燥全草。

【原 植 物】 别名：鹿含草、鹿衔草、破血丹。多年生草本。4～7叶基部丛生，薄革质，卵状圆形至圆形，先端圆，基部圆形至宽楔形。花茎由叶丛中抽出，总状花序有花9～13朵；花萼5深裂，先端尖；花冠广钟状，花瓣5。蒴果扁球形，具5棱，胞背开裂，种子多数。花期4～6月，果期6～9月。

【生境分布】 生于山谷林下或阴湿处。分布于全国大部分省区。

【采收加工】 4～6月挖取全株，晒至半干时堆积，使叶片变成紫红色，再晒干。

【性味功能】 味甘、苦，性温。有补虚、益肾、祛风除湿、止血的功能。

【主治用法】 用于肺虚咳嗽，劳伤吐血，风湿关节痛，崩漏，白带，外伤出血，痈肿疮毒，蛇咬伤。用量9～15克。外用适量，煎水洗、捣烂或研末敷患处。

【现代研究】

1. 化学成分 本品叶含土里比诺内酯及表土里比诺内酯。树皮含大牻儿内酯、广木香内酯、鹅掌楸内酯等。木部含鹅掌楸碱、海罂粟碱、白兰花碱等。

2. 药理作用 暂无。

【应 用】

1. 毒蛇咬伤，痈肿疮毒：鲜鹿蹄草30克，水煎洗患处，并捣烂敷患处。

2. 外伤出血：鲜鹿蹄草。捣烂敷患处。

3. 慢性风湿关节炎，类风湿性关节炎：鹿蹄草、白术各12克，泽泻9克。水煎服。

4. 肺结核咯血：鹿蹄草、白芨各200克。水煎服。

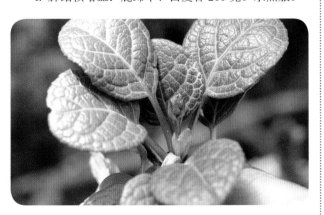

# 𝔤 普通鹿蹄草（鹿衔草）

【基 源】 鹿衔草为鹿蹄草科植物普通鹿蹄草的全草。

【原 植 物】 别名：鹿蹄草。多年生绿草本。叶薄革质，椭圆形或卵形，基部楔形，边缘有疏齿，叶面深绿色通常沿叶脉为白色或淡绿色，背面色浅，有时带紫红色。花葶有鳞片1～2；总状花序有花5～8朵；苞片狭条形；花乳白色，俯垂，宽钟状；萼片先端尖；花瓣倒卵状长圆形。蒴果扁球形。花期6～8月，果期9～10月。

【生境分布】 生于山地林下或草坡中。分布于陕西、甘肃、西藏、四川、贵州、湖南、湖北、江西、安徽、浙江、云南、台湾等省区。

【采收加工】 在4～6月。挖取全株，晒至半干时堆积，使叶片变成紫红色或紫褐色，再晒干。

【性味功能】 味甘、苦，性温。有强筋骨、祛风湿的功效。

【主治用法】 用于风湿性及类风湿性关节炎、过敏性皮炎。捣烂外敷可止外伤出血。

【现代研究】

1. 化学成分 普通鹿蹄草含鹿蹄草素即2，5－二羟基甲苯、山奈酚－3－0－葡萄糖甙、槲皮素－3－0－葡萄糖甙等。

2. 药理作用 同"鹿蹄草"。

【应 用】

1. 风湿关节痛：鹿衔草30克，萱草根24克，桑枝10克，当归6克，水煎服。

2. 慢性痢疾：鹿衔草45克，金锦香30克，水煎服。

3. 神经衰弱：鹿衔草30克，夜香牛15克，水煎服。

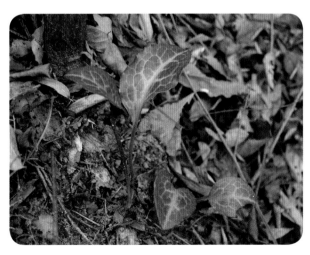

233

# 5 黄花败酱（败酱根）

【基　源】 败酱根为败酱科植物黄花败酱的根茎及根，地上部分亦供入药。

【原植物】 别名：黄花龙芽、野黄花、土龙草。多年生草本，有特殊臭气。基生叶丛生，有长柄，叶片卵形或长卵形，边缘有粗锯齿；茎生叶对生，有短柄或近无柄，叶片羽状深裂或全裂，裂片5～11枚，上部叶较狭小，常仅3裂，顶裂片较大。聚伞圆锥花序；花冠黄色。瘦果长方椭圆形。花期7～9月，果期9～10月。

【生境分布】 生于山坡、沟谷灌丛边、半湿草地。分布于全国各地。

【采收加工】 春、秋两季采挖其根茎及根，洗净，晒干。

【性状鉴别】 本品折叠成束，根茎圆柱形，弯曲，长5～15厘米，直径2～5毫米，顶端粗达9毫米，表面有栓皮，易脱胎落，紫棕色或暗棕色。节疏密不等，节上有芽痕和根痕；断面纤维性，中央具棕色木心。根长圆锥形或长圆形，长达10厘米，直径1～4厘米。表面有纵纹，断面黄白色，茎圆柱形，直径2～8厘米；表面黄绿色或黄棕色，具纵棱及细纹理，有倒生粗毛。茎生叶多卷缩或破碎，两面疏被白毛，完整叶多羽状深裂或全裂，裂片5～11，边缘有锯齿，茎上部叶较小，常3裂，有的枝端花序或果序，小花黄色，瘦果长椭圆形，无膜质翅状苞片。

【炮　制】 除去杂质，洗净，闷润，切段，干燥。

【性味功能】 味辛、苦，性微寒。有解毒、消肿、活血、安神的功能。

【主治用法】 用于阑尾炎、痢疾、肠炎、肝炎、眼结膜炎、产后瘀血腹痛、痈肿疔疮、神经衰弱失眠。用量9～15克

【现代研究】

1. 化学成分　本品含有多种皂苷：黄花败酱皂苷A、B、C、D、E、F、克，败酱皂苷A、B、C、D、C1、D1、E、F、G，常春藤皂苷元等；尚含挥发油；特有成分为α－古芸烯，β－谷甾醇葡萄糖苷、生物碱、鞣质、淀粉，齐墩果酸、熊果酸等成分。

2. 药理作用　本品具有利尿，镇痛，镇静、抗肿瘤、抗菌、抗病毒、保肝利胆及调节免疫系统、调节循环系统等方面的药理作用。

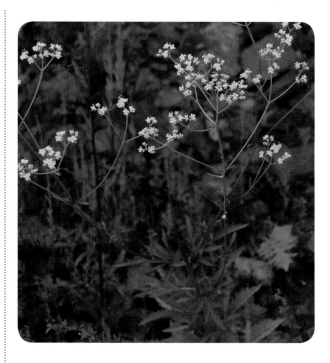

【应　用】

1. 阑尾脓肿：败酱草、金银花、紫花地丁、马齿苋、蒲公英、制大黄各15克，水煎服。

2. 急性化脓性扁桃体炎，急性阑尾炎，胆道感染：黄花败酱草注射液，肌肉注射。

3. 流行性腮腺炎：鲜败酱，加生石膏捣烂，再加鸡蛋清调。

# 5 迎春花

【基　源】 本品为木犀科植物迎春花的花。

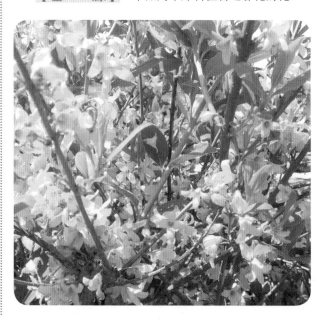

【原植物】 别名：金腰带、清明花、金梅花。叶灌木，直立或匍匐，高0.3～5米。小枝四棱形，棱上多少具狭翼。叶对生，三出复叶，小枝基部常具单叶；叶轴具狭翼；叶柄长3～10毫米；小叶片卵形、长卵形或椭圆形、狭椭圆形，稀倒卵形，先个端锐尖或钝．具短尖头．基部楔形，叶缘反卷；顶生小叶片较大，长1～3厘米，宽0.3～1.1厘米，无柄或基部延伸成短柄，侧生小叶片长0.6～2.3厘米，宽0.2～1厘米，无柄或基部延伸成短柄；单叶为卵形或椭圆形，有时近圆形。花单生于去年生小枝的叶腋，稀生于小枝顶端；苞片小叶状，披针形、卵形或椭圆形；花便长2～3毫米；花萼绿色，裂片5～6枚，窄披针形，先端锐尖；花冠黄色，直径2～2.5厘米，花冠管长0.8～2厘米，宽3～6毫米，向上渐扩大，裂片5～6枚，长圆形或椭圆形，长0.8～1.3厘米，宽3～6毫米，先端锐尖或圆钝；雄蕊2，着生于花冠筒内；子房2室。花期4～5月。

【生境分布】 生于山坡灌丛。分布于陕西、甘肃、四川、云南、西藏。各地有栽培。

【采收加工】 4～5月开花时采收，鲜用或晾干。

【性状鉴别】 花皱缩成团，展开后，可见狭窄的黄绿色叶状苞片；萼片5～6枚，条形或长圆状披针形，与萼筒等长或较长；花冠棕黄色，直径约2厘米。花冠筒长1～1.5厘米，裂片通常6枚，倒卵形或椭圆形，约为冠筒长的1/2。气清香，味微涩。

【性味功能】 味苦、微辛，性平。有清热解毒，活血消肿的功能。

【主治用法】 用于发热头痛，咽喉肿痛，小便热痛，恶疮肿毒，跌打损伤。内服：煎汤，10～15克；或研末。外用：适量，捣敷或调麻油搽。

【应 用】

1. 发热头痛：迎春花15克，煎水服。

2. 小便热痛：迎春花15克，车前草15克，煎水服。

# 6 款冬（款冬花）

【基 源】 款冬花为菊科植物款冬的花蕾。

【原植物】 别名：冬花。多年生草本。叶由根茎部生出。叶柄有白色茸毛。叶阔心形或肾形，先端近圆形或钝尖，基部心形，边缘有波状疏锯齿。花先叶开放，黄色；花茎数个，白色茸毛；有鳞片状苞叶10多片，椭圆形，

有茸毛；雌性花舌状；中央管状花两性，先端5裂。瘦果长椭圆形，冠毛淡黄色。花期2～3月。果期4月。

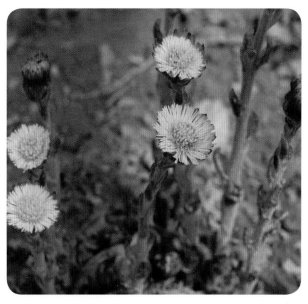

【生境分布】 生于河边，沙地。栽培或野生。分布于华北、西北及河南、湖北、湖南、四川、西藏等省、自治区。

【采收加工】 花未出土时采挖花蕾，阴干。

【性状鉴别】 本品未开放的头状花序呈不规则短棒状，单生或2～3花序基部连生，俗称连三朵，长1～2.5厘米。上端较粗，下面端渐细或带有短梗，外面被有多数鱼鳞状苞片；苞片外表面红紫色或淡红色，内表面密被白色絮状茸毛。体轻。撕开后可见白色丝状绵毛；舌状花及筒状筒状花细小，长约2毫米。气香，味微苦；辛；带粘性；嚼之呈绵絮状。

【炮 制】

款冬花：拣去残梗、沙石、土块。

蜜冬花：取拣净的款冬花，同炼蜜加适量开水，拌匀，稍闷，放锅内用文火炒至微黄色、不粘手为度，取出放凉。

【性味功能】 味辛、甘，性温。有润肺止咳，化痰平咳的功能。

【主治用法】 用于急、慢性支气管炎，肺结核，咳嗽，喘咳痰多，劳嗽咯血等症。用量10～15克。

【现代研究】

1. 化学成分 本品含款冬二醇等甾醇类、芸香甙、金丝桃甙、三萜皂甙、鞣质、蜡、挥发油和蒲公英黄质等成分。

2. 药理作用 本品具有镇咳、祛痰和平喘作用和兴

奋呼吸作用，并有升压作用，且对血小板聚集有抑制作用。

【应　用】

1. 伤风感冒、上呼吸道炎而有喘咳：款冬花、五味子各9克，苦杏仁、浙贝母、知母、桑白皮各6克，甘草3克。水煎服。

2. 哮喘：款冬花制成醇浸膏，内服。

3. 支气管炎，咳嗽气喘：款冬花，水煎服。

4. 肺痈咳嗽而胸满胀寒：款冬花7.5克，炙甘草、薏苡仁各5克，桔梗10克。水煎服。

# 9 鼠曲草

【基　源】　本品为菊科植物鼠曲草的干燥全草。

【原植物】　二年生草本。茎直立，通常基部分枝、丛生状，全体密被白色绵毛。基部叶花后凋落，下部叶和中部叶互生，倒披针形或匙形，顶端有小尖，基部渐狭，下延，两面都有灰白色绵毛。头状花序多数，在顶端密集成伞房状，总苞球状钟形，金黄色，总苞片3层，干膜质，花黄色，外层总苞片较短，宽卵形，内层长圆形，外围的雌花花冠丝状，中央的两性花花冠筒状，顶端5裂。瘦果椭圆形，有乳头状突起、冠毛黄白色。花期4～7月，果期8～9月。

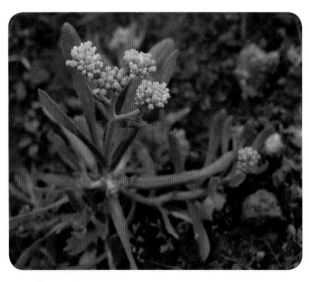

【生境分布】　生于田埂、荒地、路旁。分布于华东、华中、华南、西南各省区和陕西、河北、河南、台湾诸省。

【采收加工】　5～6月开花时采收全株，除去杂质，晒干。或将全草洗净，晾干切成小段晒干。

【性状鉴别】　本品全草密被灰白色绵毛。根纹细，灰桂冠。茎常自基部分枝成丛。叶皱缩卷曲，展平后叶片呈条状匙形或倒披针形，全缘，两面均密被灰白色绵毛；质柔软，头状花序顶生，多数，金黄色或棕黄色，舌状花及管状花多已落脱，花托扁平，有花脱落后的痕迹。气微，味微甘。

【炮　制】　除去杂质，晒干。

【性味功能】　味甘，性平。有祛痰、止咳、平喘、祛风寒的功能。

【主治用法】　用于咳嗽、痰喘，风寒感冒，筋骨疼痛。用量9～30克。

【现代研究】

1. 化学成分　本品全草含黄酮甙、挥发油、微量生物碱和甾醇。又含维生素B、胡萝卜、叶绿素、树脂、脂肪等。

2. 药理作用　本品有镇咳和抗菌作用。

【应　用】

1. 咳嗽痰多：鼠曲草15～18克，加冰糖，水煎服。

2. 支气管炎，寒喘；鼠曲草、黄荆子各15克，前胡、云雾草各9克，天竺子12克，荠苨根3克，水煎服。

3. 无名肿痛，对口疮：鼠曲草6克，水煎服。

【性味功能】　味辛，性平。有化湿行滞，祛风消肿的功能。

【主治用法】　用于痧秽腹痛，吐泻转筋，泄泻，痢疾，风湿，脚气，痈肿，疥癣，跌打损伤。15～30克，鲜品30～60克，煎服或捣汁。外用：煎水浸洗或捣敷。

【应　用】

1. 一切劳咳嗽，雍滞胸膈痞满：雄黄、佛耳草，鹅管石、款冬花各等分。上为末，每服用药一钱，安在炉子上焚着，以开口吸烟在喉中。（《宣明论方》焚香透膈散）

2. 咳嗽痰多：鼠曲草全草15～18克，冰糖15～18克。同煎服。

3. 毒疗初起：鲜鼠曲草合冷饭粒及食盐少许捣敷。

4. 白带：鼠曲草、凤尾草、灯芯草各15克，土牛膝9克。水煎服。

5. 脾虚浮肿：鲜鼠曲草60克。水煎服。

6. 无名肿痛、对口疮：鲜鼠曲草30克。水煎服；另取鲜叶调米饭捣烂敷患处。